Marina Kerkhoff
Jona van Weteren
Michael Schyler

Verlust der Lust

Handbuch zu sexuellen Funktionsstörungen in Theorie und Praxis

bup

Marina Kerkhoff
Jona van Weteren
Michael Schyler
Verlust der Lust
Handbuch zu sexuellen Funktionsstörungen in Theorie und Praxis

ISBN: 978-3-69035-675-6

Bestellnummer: 2017.1
Auch als eBook verfügbar
(978-3-69035-648-8)

Cover-Gestaltung: Kerstin Laube
Herstellung: Johanna Kerschensteiner

© Bremen University Press, 2025.
Fahrenheitstr. 11
28359 Bremen
bup@bremenuniversitypress.com
www.bremenuniversitypress.com

Die Nutzung des Manuskripts im Ganzen oder in Teilen ohne vorherige schriftliche Zustimmung des Verlags ist nicht zulässig.

Dieses Buch wurde auf umweltfreundlichem Papier aus nachhaltiger Forstwirtschaft gedruckt, um Ressourcen zu schonen und die Umweltbelastung zu minimieren. Durch den Einsatz von Recyclingmaterialien und FSC-zertifiziertem Papier leisten wir einen Beitrag zum Schutz der Wälder und zur Reduzierung des ökologischen Fußabdrucks.

Marina Kerkhoff
Jona van Weteren
Michael Schyler

Verlust der Lust
Handbuch zu sexuellen Funktionsstörungen in Theorie und Praxis

Übersicht

1. EINLEITUNG 14

2. GRUNDLAGEN DER MENSCHLICHEN SEXUALITÄT 19

3. KLASSIFIKATION SEXUELLER FUNKTIONSSTÖRUNGEN 30

4. ÄTIOLOGIE UND URSACHEN SEXUELLER FUNKTIONSSTÖRUNGEN 44

5. DIAGNOSTIK SEXUELLER FUNKTIONSSTÖRUNGEN 72

6. AUSWIRKUNGEN SEXUELLER FUNKTIONSSTÖRUNGEN 82

7. KLASSISCHE BEHANDLUNGSMETHODEN SEXUELLER FUNKTIONSSTÖRUNGEN 93

8. NEUE ENTWICKLUNGEN IN DER THERAPIE SEXUELLER FUNKTIONSSTÖRUNGEN 112

9. PERSONALISIERTE THERAPIEANSÄTZE UND ZUKUNFTSPERSPEKTIVEN SEXUELLER FUNKTIONSSTÖRUNGEN 141

10. PRÄVENTION SEXUELLER FUNKTIONSSTÖRUNGEN 151

11. SEXUELLE FUNKTIONSSTÖRUNGEN IN BESONDEREN LEBENSLAGEN 161

12. INTERDISZIPLINÄRE ZUSAMMENARBEIT IN DER BEHANDLUNG SEXUELLER FUNKTIONSSTÖRUNGEN 171

13.	GESELLSCHAFTLICHE UND KULTURELLE DIMENSIONEN SEXUELLER FUNKTIONSSTÖRUNGEN	181
14.	RECHTLICHE ASPEKTE UND ETHISCHE FRAGESTELLUNGEN IM KONTEXT SEXUELLER FUNKTIONSSTÖRUNGEN	190
15.	AUSBLICK – SEXUALITÄT IN EINER SICH WANDELNDEN GESELLSCHAFT	198
SCHLUSSBEMERKUNG		207

Inhaltsverzeichnis

1.	**EINLEITUNG**	**14**
1.1	Begriffliche Abgrenzung und Definition sexueller Funktionsstörungen	14
1.2	Historische Entwicklung des Verständnisses sexueller Störungen	15
1.3	Bedeutung und Relevanz für Medizin, Psychologie und Gesellschaft	16
1.4	Epidemiologie und Prävalenz in unterschiedlichen Bevölkerungsgruppen	17
1.5	Ziele und Aufbau des Buches	18
2.	**GRUNDLAGEN DER MENSCHLICHEN SEXUALITÄT**	**19**
2.1	Biologische und physiologische Grundlagen der Sexualfunktion	19
2.2	Psychosexuelle Entwicklung und Sexualverhalten	21
2.3	Einfluss von Hormonen, Neurotransmittern und Genetik	22
2.4	Kulturelle, soziale und religiöse Einflussfaktoren	24
2.5	Sexualität im Lebensverlauf: Kindheit, Jugend, Erwachsenenalter, Alter	25
2.6	Literaturverzeichnis Kapitel 2	27
3.	**KLASSIFIKATION SEXUELLER FUNKTIONSSTÖRUNGEN**	**30**
3.1	Einteilung nach ICD-10 und DSM-5	30
3.2	Unterschiede zwischen organischen und psychogenen Störungen	32
3.3	Störungen des sexuellen Verlangens	33

3.4	Erregungsstörungen	34
3.5	Orgasmusstörungen	35
3.6	Schmerzen beim Geschlechtsverkehr	36
3.7	Paraphile Störungen (Abgrenzung und Überschneidungen)	37
3.8	Geschlechtsdysphorie und ihre Auswirkungen auf das sexuelle Erleben	38
3.9	Literaturverzeichnis Kapitel 3	42

4. ÄTIOLOGIE UND URSACHEN SEXUELLER FUNKTIONSSTÖRUNGEN   **44**

4.1	Organische Ursachen: kardiovaskuläre, endokrine, und neurologische Faktoren	44
4.2	Urogenitale Ursachen sexueller Funktionsstörungen	46
	Bei Frauen	47
	Bei Männern	49
	Nach operativen Eingriffen	50
4.3	Psychische Erkrankungen als Ursache sexueller Funktionsstörungen	51
	Depressive Störungen und sexuelle Anhedonie	52
	Angststörungen und sexuelle Gehemmtheit	54
	Posttraumatische Belastungsstörung und sexuelle Fragmentierung	55
4.4	Partnerschafts- und Beziehungskonflikte	56
4.5	Soziokulturelle und erzieherische Einflüsse	57
4.6	Medikamentöse und substanzinduzierte Ursachen	58
4.7	Iatrogene Einflüsse und Nebenwirkungen medizinischer Behandlungen	59

4.8	Das biopsychosoziale Modell in der Sexualmedizin	63
	Biologische Ebene	64
	Psychologische Ebene	65
	Soziale Ebene	66
	Praktische Relevanz des biopsychosozialen Modells	67
4.9	Literaturverzeichnis Kapital 4	68
5.	**DIAGNOSTIK SEXUELLER FUNKTIONSSTÖRUNGEN**	**72**
5.1	Anamnese: sexualmedizinisch, psychologisch, partnerschaftlich	72
5.2	Körperliche Untersuchung und Labordiagnostik	74
5.3	Fragebögen, Skalen und psychometrische Verfahren	76
5.4	Bildgebende Verfahren und funktionelle Diagnostik	77
5.5	Interdisziplinäre Diagnostik und multidimensionale Betrachtung	79
5.6	Literaturverzeichnis Kapitel 5	79
6.	**AUSWIRKUNGEN SEXUELLER FUNKTIONSSTÖRUNGEN**	**82**
6.1	Auswirkungen auf die Lebensqualität	82
6.2	Psychische Folgen: Scham, Schuld, Depression, Angst	84
6.3	Auswirkungen auf Partnerschaft und soziale Beziehungen	86
6.4	Soziokulturelle Stigmatisierung und Isolation	87
6.5	Sekundäre gesundheitliche Konsequenzen	88
6.6	Literaturverzeichnis Kapitel 6	89
7.	**KLASSISCHE BEHANDLUNGSMETHODEN SEXUELLER FUNKTIONSSTÖRUNGEN**	**93**

7.1	Medizinische Behandlung: Pharmakotherapie und Hormontherapie	93
	Pharmakologische Therapie bei Männern	94
	Hormonelle Therapien bei Männern	96
	Pharmakologische und hormonelle Therapie bei Frauen	97
	Spezifische pharmakologische Ansätze	98
	Psychopharmaka und Sexualität	99
7.2	Verhaltenstherapeutische Techniken	100
	Sensate-Focus-Programm nach Masters und Johnson	101
	Stop-Start-Technik bei Ejaculatio praecox	102
	Systematische Desensibilisierung bei sexuellen Ängsten	103
	Kognitive Umstrukturierung	104
	Einbezug des Partners	105
7.3	Paartherapie und sexualtherapeutische Gespräche	106
7.4	Edukation, Sexualaufklärung und Beratung	107
7.5	Indikation und Grenzen klassischer Methoden	108
7.6	Literaturverzeichnis Kapitel 7	109
8.	**NEUE ENTWICKLUNGEN IN DER THERAPIE SEXUELLER FUNKTIONSSTÖRUNGEN**	**112**
8.1	Integrative sexualtherapeutische Konzepte	112
	Anwendungsbeispiel: Lustlosigkeit bei einer Frau in der Lebensmitte	116
	Fokus auf Entwicklung statt Reparatur	117

8.2	Technologische Innovationen: Telemedizin, Apps, virtuelle Realität	118
8.3	Neurowissenschaftliche Zugänge und Pharmakotherapie der Zukunft	122
8.4	Körperorientierte und achtsamkeitsbasierte Methoden	127
8.5	Gesellschaftlich-kulturelle Ansätze: Diversität, Queerness und Dekonstruktion	131
8.6	Literaturverzeichnis Kapitel 8	135

9. PERSONALISIERTE THERAPIEANSÄTZE UND ZUKUNFTSPERSPEKTIVEN SEXUELLER FUNKTIONSSTÖRUNGEN — 141

9.1	Genetische, hormonelle und neurobiologische Individualisierung	141
9.2	Psychodynamische und lebensgeschichtliche Differenzierung	143
9.3	Kulturelle Sensitivität und intersektionale Personalisierung	144
9.4	Prädiktive Systeme, künstliche Intelligenz und digitale Assistenz	145
9.5	Visionen einer zukunftsfähigen, sexualitätsfreundlichen Versorgung	147
9.6	Literaturverzeichnis Kapitel 9	148

10. PRÄVENTION SEXUELLER FUNKTIONSSTÖRUNGEN — 151

10.1	Medizinische Primärprävention: Gesundheitsförderung und körperliche Integrität	152
10.2	Psychische und psychosomatische Prävention: Stress, Affekte, Körperbild	153
10.3	Partnerschaftliche Prävention: Kommunikation, Intimität und Sexualkultur	154
10.4	Sexualpädagogische Prävention: Bildung, Sprache, Selbstbestimmung	155

10.5	Gesellschaftliche Prävention: Gerechtigkeit, Teilhabe und sexuelle Rechte	156
10.6	Prävention über den Lebensverlauf: Kontinuität und Entwicklung	157
10.7	Literaturverzeichnis Kapitel 10	158
11.	**SEXUELLE FUNKTIONSSTÖRUNGEN IN BESONDEREN LEBENSLAGEN**	**161**
11.1	Sexualität im Alter	162
11.2	Sexualität bei chronischer Erkrankung und körperlicher Behinderung	163
11.3	Sexualität nach Trauma, Missbrauch und Gewalt	164
11.4	Sexualität in reproduktiven Übergängen	165
11.5	Sexualität unter Bedingungen sozialer Ausgrenzung	167
10.6	Literaturverzeichnis Kapitel 11	168
12.	**INTERDISZIPLINÄRE ZUSAMMENARBEIT IN DER BEHANDLUNG SEXUELLER FUNKTIONSSTÖRUNGEN**	**171**
12.1	Grundlagen einer sexualmedizinisch integrierten Versorgung	172
12.2	Medizinische, psychologische und körpertherapeutische Rollen im Behandlungsteam	173
12.3	Sexualpädagogik, Pflege und psychosoziale Begleitung	174
12.4	Kommunikation, Fallkoordination und institutionelle Struktur	176
12.5	Ethische Grundhaltungen und das Prinzip der geteilten Verantwortung	177
12.6	Literaturverzeichnis Kapitel 12	178
13.	**GESELLSCHAFTLICHE UND KULTURELLE DIMENSIONEN SEXUELLER FUNKTIONSSTÖRUNGEN**	**181**

13.1	Kulturelle Skripte und sexuelle Normen	182
13.2	Mediale Bilder, Pornografie und digitale Sexualität	183
13.3	Religion, Moral und sexuelle Schuldgefühle	184
13.4	Soziale Ungleichheit und strukturelle Barrieren	185
13.5	Kulturelle Diversität in Therapie und Forschung	186
13.6	Literaturverzeichnis Kapitel 13	187

14.	**RECHTLICHE ASPEKTE UND ETHISCHE FRAGESTELLUNGEN IM KONTEXT SEXUELLER FUNKTIONSSTÖRUNGEN**	**190**
14.1	Einwilligung und Aufklärung	191
14.2	Schweigepflicht, Datenschutz und Intimsphäre	191
14.3	Sexualität und Strafrecht	192
14.4	Berufsethik und professionelle Grenzen	193
14.5	Kulturelle Sensibilität und Diskriminierungsfreiheit	194
14.6	Sexualmedizinische Forschung und Ethik	195
14.7	Literaturverzeichnis Kapitel 14	196

15.	**AUSBLICK – SEXUALITÄT IN EINER SICH WANDELNDEN GESELLSCHAFT**	**198**
15.1	Entgrenzung und Fragmentierung sexueller Identität	199
15.2	Digitalisierung, Technisierung und neue Körperverhältnisse	200
15.3	Globale Einflüsse und kulturelle Pluralität	201
15.4	Prävention, Bildung und politische Verantwortung	202
15.5	Ausblick: Eine pluralistische, reflexive Sexualmedizin	203
15.6	Literaturverzeichnis Kapitel 15	204

SCHLUSSBEMERKUNG	**207**

Hinweise:

- Dieses Buch ist modular aufgebaut, sodass jedes Kapitel auch eigenständig gelesen werden kann, ohne dass auf andere zurückgegriffen werden muss.
- Die Verzeichnisse genutzter und weiterführender Literatur werden der besseren Lesbarkeit wegen den jeweiligen Kapiteln angehängt.
- Bearbeitungsstand: März 2025

Marina Kerkhoff:	Kapitel 2-4
Jona van Weteren:	Kapitel 5-10, 13
Michael Schyler:	Kapitel 11, 12, 14, 15
alle	Kapitel 1, Schlussbemerkung

Der Verlag

1. Einleitung

1.1 Begriffliche Abgrenzung und Definition sexueller Funktionsstörungen

Sexuelle Funktionsstörungen umfassen ein weites Spektrum an Beeinträchtigungen, welche die Fähigkeit zur Aufnahme, Aufrechterhaltung oder Erfüllung sexueller Aktivitäten betreffen. Diese Störungen können sowohl physiologische als auch psychologische Ursachen haben und treten unabhängig vom biologischen oder sozialen Geschlecht sowie vom Lebensalter auf. In der medizinischen und psychologischen Fachliteratur wird der Begriff der sexuellen Funktionsstörung häufig synonym mit Ausdrücken wie sexuelle Dysfunktion oder sexuelle Störung verwendet. Dennoch ist eine begriffliche Differenzierung insofern von Bedeutung, als dass nicht jede Störung der Sexualfunktion automatisch eine krankhafte Dimension besitzt. Vielmehr sind auch subjektive Faktoren wie das individuelle Leidensausmaß, die partnerschaftliche Dynamik sowie der kulturelle Kontext maßgeblich daran beteiligt, ob eine sexuelle Beeinträchtigung als behandlungsbedürftig erlebt wird. Die internationalen Klassifikationssysteme, insbesondere die Internationale Klassifikation der Krankheiten (ICD) sowie das Diagnostische und Statistische Manual Psychischer Störungen (DSM), bieten differenzierte Kriterien zur Abgrenzung von Normvarianten der Sexualität gegenüber klinisch relevanten Störungen.

1.2 Historische Entwicklung des Verständnisses sexueller Störungen

Die Betrachtung sexueller Störungen ist in ihrer Entwicklung eng mit gesellschaftlichen Moralvorstellungen, religiösen Lehren und der historischen Entwicklung der Medizin verbunden. In der Antike waren sexuelle Störungen oftmals spirituell oder moralisch konnotiert. Im Mittelalter und in der frühen Neuzeit dominierten religiös geprägte Vorstellungen von Sünde und Unzucht, wobei Sexualität außerhalb der Fortpflanzung vielfach als moralisch verwerflich galt. Erst mit dem Aufkommen der medizinischen Psychologie im 19. Jahrhundert – maßgeblich beeinflusst durch Pioniere wie Sigmund Freud, Richard von Krafft-Ebing oder Havelock Ellis – begann eine wissenschaftliche Auseinandersetzung mit der menschlichen Sexualität. Diese frühen sexualwissenschaftlichen Modelle legten den Grundstein für eine pathopsychologische Perspektive, die sexuelle Störungen nicht mehr primär als moralische Verfehlungen, sondern als Ausdruck innerseelischer Konflikte verstand. Im 20. und beginnenden 21. Jahrhundert etablierte sich zunehmend eine biopsychosoziale Betrachtungsweise, welche organische, psychische und soziale Einflussfaktoren integrativ berücksichtigt. Parallel dazu entwickelte sich ein wachsendes Verständnis für die Bedeutung sexueller Gesundheit als Bestandteil allgemeiner Lebensqualität und individueller Identität.

1.3 Bedeutung und Relevanz für Medizin, Psychologie und Gesellschaft

Sexuelle Funktionsstörungen sind keineswegs seltene Phänomene, sondern betreffen einen bedeutenden Teil der erwachsenen Bevölkerung. Dennoch bleiben sie häufig unbehandelt, da Betroffene aus Scham, Unsicherheit oder mangelnder Aufklärung keine Hilfe in Anspruch nehmen. Für die Medizin stellt die adäquate Diagnostik und Behandlung sexueller Störungen eine interdisziplinäre Herausforderung dar, da sie sowohl urologische, gynäkologische, endokrinologische als auch psychotherapeutische Kompetenzen erfordert. In der Psychologie ist die Auseinandersetzung mit sexuellen Störungen eng verbunden mit Fragen der Identität, des Selbstwerts und der Beziehungsfähigkeit. Für die Gesellschaft bedeutet die Tabuisierung sexueller Probleme nicht nur eine Einschränkung der individuellen Entfaltungsmöglichkeiten, sondern auch eine Barriere für Prävention, Aufklärung und gesundheitsfördernde Maßnahmen. Ein umfassender, auf Wissen und Offenheit basierender Umgang mit dem Thema ist daher von zentraler Bedeutung, um die psychosoziale Gesundheit von Individuen und Paaren zu stärken und langfristig auch gesundheitspolitisch wirksam zu werden.

1.4 Epidemiologie und Prävalenz in unterschiedlichen Bevölkerungsgruppen

Unterschiedliche Studien aus verschiedenen Ländern zeigen, dass sexuelle Funktionsstörungen weit verbreitet sind. Bei Frauen treten insbesondere Störungen des sexuellen Verlangens, mangelnde Lubrikation und Schmerzen beim Geschlechtsverkehr häufig auf. Männer sind vermehrt von Erektionsstörungen, vorzeitigem Samenerguss oder vermindertem sexuellen Verlangen betroffen. Die Prävalenz sexueller Störungen steigt mit dem Lebensalter, ist aber keineswegs auf ältere Menschen beschränkt. Chronische Erkrankungen, psychische Belastungen, partnerschaftliche Konflikte sowie soziale und kulturelle Faktoren beeinflussen das Auftreten und den Verlauf der Störungen signifikant. Auch der Zugang zu Gesundheitsversorgung, das Vorhandensein sexualmedizinischer Angebote sowie die gesellschaftliche Offenheit gegenüber dem Thema Sexualität spielen eine entscheidende Rolle bei der Erkennung und Behandlung entsprechender Beschwerden. Studien zur sexuellen Gesundheit in Deutschland und anderen westlichen Industrieländern deuten darauf hin, dass zwischen 30 und 50 Prozent der Bevölkerung im Laufe des Lebens von einer Form sexueller Funktionsstörung betroffen sein könnten. Die Dunkelziffer dürfte noch höher liegen.

1.5 Ziele und Aufbau des Buches

Ziel dieses Buches ist es, ein umfassendes, wissenschaftlich fundiertes und zugleich praxisnahes Verständnis sexueller Funktionsstörungen zu vermitteln. Dabei soll sowohl das theoretische Fundament gelegt als auch ein systematischer Überblick über diagnostische Verfahren und therapeutische Möglichkeiten geboten werden. Besonderes Augenmerk gilt der Differenzierung zwischen verschiedenen Störungsbildern, ihren zugrunde liegenden Ursachen sowie den vielfältigen Auswirkungen auf das individuelle Wohlbefinden und die zwischenmenschliche Beziehungsgestaltung. Das Werk richtet sich sowohl an medizinisch-therapeutisch tätige Fachpersonen als auch an interessierte Laien und Betroffene, die sich fundiert über die Thematik informieren möchten. Die Struktur des Buches folgt einem interdisziplinären und ganzheitlichen Ansatz. Nach der Darstellung grundlegender sexualmedizinischer und sexualpsychologischer Konzepte erfolgt eine differenzierte Darstellung der Störungsbilder, der diagnostischen Zugänge sowie der Behandlungsstrategien. Weitere Kapitel widmen sich den Herausforderungen besonderer Bevölkerungsgruppen, der gesellschaftlichen Einbettung sexueller Themen sowie einem zukunftsorientierten Blick auf neue Entwicklungen in Forschung, Therapie und Prävention.

2. Grundlagen der menschlichen Sexualität

2.1 Biologische und physiologische Grundlagen der Sexualfunktion

Die menschliche Sexualfunktion ist das Ergebnis eines hochgradig komplexen Zusammenspiels von biologischen, hormonellen, neuronalen und vaskulären Prozessen. Diese Prozesse sind integraler Bestandteil der menschlichen Fortpflanzungsbiologie, haben jedoch zugleich eine bedeutsame Funktion im Hinblick auf zwischenmenschliche Bindung, emotionale Nähe und individuelles Lustempfinden.

Die sexuelle Reaktion ist in mehreren Phasen strukturiert, die nach dem klassischen Modell von Masters und Johnson in Erregung, Plateau, Orgasmus und Rückbildungsphase unterteilt werden können. Später wurde diese Einteilung durch Helen Kaplan um die Phase des sexuellen Verlangens erweitert, die als initiale Motivationskomponente der Sexualität gilt.

Auf biologischer Ebene sind zahlreiche Organsysteme an der Ausführung sexueller Funktionen beteiligt. Das zentrale Nervensystem spielt eine Schlüsselrolle in der Steuerung der Erregung, indem es visuelle, taktile, akustische oder gedankliche Reize verarbeitet und in eine neurophysiologische Antwort überführt. Die Aktivierung spezifischer Hirnareale, insbesondere im limbischen System, der Amygdala und im Hypothalamus, löst eine Kaskade vegetativer und hormoneller Reaktionen aus. Die Rolle des Rückenmarks ist essenziell für die Reflexbahnen, die an der genitalen Reaktion beteiligt sind. Die Erektion beim Mann und die Vasokongestion im Bereich der weiblichen Genitalien beruhen auf der Entspannung glatter Muskulatur in Verbindung mit einer verstärkten Blutzufuhr über die Arterien. Diese Durchblutung führt zu einer Volumenzunahme der Schwellkörper beziehungsweise der Klitoris und Schamlippen sowie zu einer vermehrten Gleitfähigkeit der Vagina.

Das vegetative Nervensystem steuert diese Prozesse fein abgestimmt. Während der Parasympathikus vorrangig die Erregung fördert, ist der Sympathikus maßgeblich an der Emission und Ejakulation beim Mann sowie an der Kontraktion der Beckenbodenmuskulatur beim weiblichen Orgasmus beteiligt. Störungen in einem dieser Systeme – etwa durch Diabetes mellitus, arteriosklerotische Prozesse, Verletzungen des Rückenmarks oder neurodegenerative Erkrankungen – können zu deutlichen Einschränkungen der Sexualfunktion führen. Auch Medikamente, insbesondere Antihypertensiva, Antidepressiva und Hormonpräparate, können in die sexualphysiologischen Prozesse eingreifen und entsprechende Störungen hervorrufen.

2.2 Psychosexuelle Entwicklung und Sexualverhalten

Die Sexualität des Menschen ist nicht allein durch seine biologische Ausstattung determiniert, sondern entwickelt sich über die gesamte Lebensspanne hinweg in einem komplexen Wechselspiel aus individueller Erfahrung, psychischer Verarbeitung und sozialer Interaktion. Bereits im frühkindlichen Alter machen Kinder Erfahrungen mit Berührung, Nähe und körperlichem Erleben, die prägend für spätere sexuelle Einstellungen und Handlungsmuster sind.

Die frühe Kindheit ist insbesondere durch ein Erforschen des eigenen Körpers, ein differenziertes Erleben von Lust und Unlust sowie durch die Wahrnehmung geschlechtlicher Unterschiede gekennzeichnet. Diese Phase bildet den Grundstein für die Entwicklung einer geschlechtlichen Identität, die sich im späteren Verlauf weiter stabilisiert.

Während der Pubertät verändert sich das sexuelle Erleben grundlegend. Die hormonellen Veränderungen bewirken eine Zunahme des sexuellen Interesses, verbunden mit einem häufig intensiven inneren Spannungsfeld zwischen Neugier, Scham und sozialem Anpassungsdruck. In dieser sensiblen Phase werden wichtige Grundhaltungen zur Sexualität geformt. Dazu gehören Vorstellungen über Körperlichkeit, Partnerwahl, sexuelle Rollenbilder sowie Erwartungen an Intimität und Beziehung. Die Auseinandersetzung mit der eigenen sexuellen Orientierung, das Erleben erster sexueller Kontakte und die Reaktion des sozialen Umfelds auf diese Erfahrungen hinterlassen oftmals tiefgreifende Spuren in der psychischen Struktur eines Menschen.

Im Erwachsenenalter konkretisiert sich die Sexualität in der Regel innerhalb partnerschaftlicher Beziehungen. Dabei ist sie nicht allein Mittel zur Fortpflanzung, sondern vor allem Ausdruck von Nähe, Vertrauen, Begehren und emotionaler Verbundenheit. Das sexuelle Verhalten wird maßgeblich beeinflusst durch die Qualität der Kommunikation, das Körperbild, die Selbstwahrnehmung, frühere Beziehungserfahrungen sowie die Fähigkeit, eigene Bedürfnisse wahrzunehmen und mitzuteilen. Störungen in der psychosexuellen Entwicklung – etwa durch Übergriffe, Tabuisierung, mangelnde Aufklärung oder familiäre Dysfunktionen – können in späteren Lebensphasen zu erheblichen Schwierigkeiten in der sexuellen Selbstverwirklichung führen.

2.3 Einfluss von Hormonen, Neurotransmittern und Genetik

Hormone sind chemische Botenstoffe, die über den Blutkreislauf ihre Zielorgane erreichen und dort spezifische Wirkungen auslösen. In der Steuerung der Sexualfunktion spielen insbesondere die Geschlechtshormone eine zentrale Rolle. Testosteron wird sowohl bei Männern als auch bei Frauen in unterschiedlichen Konzentrationen produziert. Es beeinflusst nicht nur die Libido, sondern auch die sexuelle Reaktionsfähigkeit, die Stimmungslage und das

Muskelwachstum. Ein Mangel an Testosteron – sei es altersbedingt, durch Erkrankungen der Hoden oder der Hypophyse oder infolge medikamentöser Einflüsse – kann zu einem Rückgang des sexuellen Verlangens, zu Erektionsstörungen und zu einem allgemeinen Vitalitätsverlust führen.

Bei Frauen spielen neben Östrogenen auch Androgene eine entscheidende Rolle für die sexuelle Motivation. Ein Abfall der Östrogenproduktion während der Menopause führt häufig zu vaginaler Trockenheit, verminderter Lubrikation, Spannungsverlust im Beckenbodenbereich und einer erhöhten Schmerzempfindlichkeit beim Geschlechtsverkehr. Darüber hinaus sind zahlreiche Neurotransmitter an der Steuerung der sexuellen Erregung und des Orgasmus beteiligt. Dopamin wird mit Lust, Motivation und dem sogenannten „Wollen" sexueller Aktivität in Verbindung gebracht. Serotonin hingegen wirkt dämpfend auf die sexuelle Reaktion und kann – insbesondere bei medikamentöser Erhöhung im Rahmen einer Antidepressivabehandlung – die Orgasmusfähigkeit beeinträchtigen. Auch Noradrenalin, Endorphine und Oxytocin beeinflussen das sexuelle Verhalten auf komplexe Weise, etwa durch Verstärkung emotionaler Bindung oder Reduktion von Angst.

Genetische Einflüsse betreffen insbesondere polymorphe Varianten in Genen, die für Rezeptoren, Transporter oder Enzyme dieser Neurotransmitter codieren. Studien deuten darauf hin, dass bestimmte genetische Konstellationen mit einer erhöhten oder verminderten sexuellen Aktivität, sexueller Offenheit oder Orgasmushäufigkeit assoziiert sein können. Die Rolle epigenetischer Mechanismen – also umweltbedingter Veränderungen in der Genexpression – gewinnt in der Sexualforschung zunehmend an Bedeutung und könnte erklären, warum Erfahrungen wie Traumata oder Bindungsstörungen langfristig die Sexualität beeinflussen.

2.4 Kulturelle, soziale und religiöse Einflussfaktoren

Die Bedeutung und Ausgestaltung von Sexualität unterliegt einem enormen kulturellen Wandel. Was in einer Gesellschaft als normal oder abweichend, als gesund oder pathologisch, als erlaubt oder verboten gilt, ist tief in kollektiven Wertsystemen verankert. In patriarchal geprägten Kulturen wird die weibliche Sexualität häufig kontrolliert, tabuisiert oder moralisch bewertet, während männliche Sexualität eher als expansiv und legitimiert erscheint. Religiöse Systeme haben über Jahrhunderte hinweg strenge Normen über Sexualverhalten etabliert, die sich in moralischen Geboten, Kleidervorschriften, der Ablehnung bestimmter sexueller Praktiken oder der Ehepflicht manifestieren können.

Diese kulturellen Überformungen wirken bis in die individuelle Innenwelt und prägen die sexuelle Sozialisation nachhaltig. Menschen, die in einem repressiven Umfeld aufgewachsen sind, entwickeln nicht selten Schuldgefühle, Ängste oder Ambivalenzen im Zusammenhang mit ihrer Sexualität. Auch die Darstellung von Sexualität in Massenmedien, Film und Werbung beeinflusst das Körperbild, die Erwartungshaltung und das Selbstwertgefühl. Der Konsum von Pornografie kann sowohl als Inspirationsquelle als auch als Quelle unrealistischer Vorstellungen dienen und ist bei exzessivem Gebrauch mit negativen Auswirkungen auf die Partnerschaftssexualität verbunden.

Zugleich entstehen durch die zunehmende Pluralisierung der Lebensformen und die Liberalisierung von Sexualnormen neue Räume für sexuelle Identität, Diversität und Autonomie. Homosexualität, Bisexualität, Transidentität und nicht-binäre Lebensweisen erfahren in vielen Gesellschaften zunehmende Anerkennung, sehen sich jedoch weiterhin mit Diskriminierung und Stigmatisierung konfrontiert. Der soziale Kontext bleibt somit ein entscheidender Faktor für das Erleben von Sexualität, für das Auftreten sexueller Funktionsstörungen und für die Bereitschaft, therapeutische Hilfe in Anspruch zu nehmen.

2.5 Sexualität im Lebensverlauf: Kindheit, Jugend, Erwachsenenalter, Alter

Sexualität ist nicht statisch, sondern ein dynamischer Bestandteil der Persönlichkeitsentwicklung. Im Kindesalter steht sie unter dem Vorzeichen der Entdeckung und der

Sinneswahrnehmung. In der Jugendzeit wird sie durch körperliche Reifung und emotionale Instabilität geprägt. Im Erwachsenenalter tritt sie zunehmend in den Kontext partnerschaftlicher Beziehungen und wird Teil des persönlichen Selbstverständnisses. Im Alter verändert sich die Sexualität erneut: Sie wird langsamer, leiser, oft aber auch inniger und emotional bedeutsamer. Während in jungen Jahren häufig Leistung, Abenteuer und Eroberung im Vordergrund stehen, rücken mit zunehmendem Alter Aspekte wie Intimität, Berührung und emotionale Resonanz stärker in den Fokus.

Trotz körperlicher Veränderungen – etwa Rückgang der Lubrikation, verminderte Erektionsfähigkeit, altersbedingte Erkrankungen oder Hormonveränderungen – bleibt das Bedürfnis nach Nähe, Erotik und sexueller Erfüllung bei vielen älteren Menschen bestehen. Die Geringschätzung oder gar Tabuisierung von Sexualität im Alter ist ein Ausdruck gesellschaftlicher Altersdiskriminierung. Umso wichtiger ist es, älteren Menschen in medizinischen und therapeutischen Kontexten mit Offenheit, Respekt und Fachwissen zu begegnen. Sexualität ist lebenslang lern- und entwickelbar – sie passt sich verändernden Bedingungen an, bleibt jedoch ein bedeutsamer Bestandteil der individuellen Lebensqualität und der psychosozialen Gesundheit.

2.6 Literaturverzeichnis Kapitel 2

Basson, R. (2000). The female sexual response: A different model. *Journal of Sex & Marital Therapy, 26*(1), 51–65. https://doi.org/10.1080/009262300278641

Bancroft, J. (2009). *Human Sexuality and Its Problems* (3rd ed.). Edinburgh: Churchill Livingstone.

Baumeister, R. F., & Vohs, K. D. (2004). Sexual economics: Sex as female resource for social exchange in heterosexual interactions. *Personality and Social Psychology Review, 8*(4), 339–363. https://doi.org/10.1207/s15327957pspr0804_2

Diamond, L. M. (2003). What does sexual orientation orient? A biobehavioral model distinguishing romantic love and sexual desire. *Psychological Review, 110*(1), 173–192. https://doi.org/10.1037/0033-295X.110.1.173

Freud, S. (1905/1953). *Three Essays on the Theory of Sexuality*. In J. Strachey (Ed. & Trans.), *The Standard Edition of the Complete Psychological Works of Sigmund Freud* (Vol. 7, pp. 123–246). London: Hogarth Press.

Hirschfeld, M. (2000). *The Homosexuality of Men and Women*. Amherst, NY: Prometheus Books. (Original work published 1914)

Kaplan, H. S. (1979). *Disorders of Sexual Desire and Other New Concepts and Techniques in Sex Therapy*. New York: Simon & Schuster.

LeVay, S. (2010). *Gay, Straight, and the Reason Why: The Science of Sexual Orientation*. Oxford: Oxford University Press.

Masters, W. H., & Johnson, V. E. (1966). *Human Sexual Response*. Boston: Little, Brown and Company.

Money, J. (1988). *Gay, Straight, and In-Between: The Sexology of Erotic Orientation*. Oxford: Oxford University Press.

Pfaus, J. G. (2009). Pathways of sexual desire. *The Journal of Sexual Medicine, 6*(6), 1506–1533. https://doi.org/10.1111/j.1743-6109.2009.01309.x

Reiss, I. L. (1986). *Journey into Sexuality: An Exploratory Voyage*. Englewood Cliffs, NJ: Prentice-Hall.

Sandfort, T. G. M., & Ehrhardt, A. A. (2004). Sexual health: A useful public health paradigm or a moral imperative? *Archives of Sexual Behavior, 33*(3), 181–187. https://doi.org/10.1023/B:ASEB.0000026628.16408.c7

Tiefer, L. (2001). A new view of women's sexual problems: Why new? Why now? *Journal of Sex & Marital Therapy, 27*(2), 125–139. https://doi.org/10.1080/00926230152035831

Tolman, D. L., & Diamond, L. M. (2014). Desegregating sexuality research: Cultural and biological perspectives on gender and desire. *Annual Review of Sex Research, 51*(1), 747–774. https://doi.org/10.1080/00224499.2014.933700

3. Klassifikation sexueller Funktionsstörungen

3.1 Einteilung nach ICD-10 und DSM-5

Die systematische Klassifikation sexueller Funktionsstörungen stellt eine wesentliche Grundlage für die diagnostische Praxis, die epidemiologische Forschung und die Entwicklung therapeutischer Maßnahmen dar. Zwei international anerkannte Klassifikationssysteme sind hierbei von zentraler Bedeutung: die „Internationale Klassifikation der Krankheiten" (ICD) der Weltgesundheitsorganisation und das „Diagnostic and Statistical Manual of Mental Disorders" (DSM) der American Psychiatric Association. Beide Systeme bieten standardisierte Definitionen und Diagnosekriterien für sexuelle Funktionsstörungen, unterscheiden sich jedoch hinsichtlich ihrer theoretischen Konzepte, ihrer Terminologie und ihrer diagnostischen Schwerpunkte.

In der ICD-10 werden sexuelle Funktionsstörungen unter dem Kapitel „Psychische und Verhaltensstörungen" geführt, wobei eine Differenzierung zwischen organisch bedingten (z. B. durch somatische Erkrankungen ausgelösten) und nicht-organisch bedingten Störungen erfolgt. Die Kodierung orientiert sich dabei an klinisch beobachtbaren Symptomen wie Libidoverlust, Erektionsstörungen, Orgasmusstörungen oder Dyspareunie, ohne jedoch eine tiefere funktionale Differenzierung oder eine geschlechtsspezifische Betrachtung vorzunehmen. Mit der Einführung der ICD-11 wurde eine tiefgreifende Revision vorgenommen, die eine stärkere Integration biopsychosozialer Modelle sowie eine verbesserte geschlechtergerechte Terminologie beinhaltet. Die ICD-11 löst sich dabei stärker von der rein kategorialen Sichtweise und öffnet sich dimensionalen Aspekten, etwa hinsichtlich des Leidensdrucks oder der Kontextabhängigkeit sexueller Symptome.

Das DSM-5 verfolgt im Vergleich zur ICD-10 eine stärker differenzierende und geschlechtsorientierte Klassifikation. Es legt einen besonderen Fokus auf die Subjektivität des sexuellen Erlebens und verlangt für die Diagnosestellung nicht nur das Vorhandensein bestimmter Symptome, sondern auch das Vorliegen eines klinisch relevanten Leidensdrucks oder einer Beeinträchtigung in wichtigen Lebensbereichen. Zudem müssen die Symptome über einen Zeitraum von mindestens sechs Monaten bestehen. Das DSM-5 unterscheidet sexuelle Funktionsstörungen nach Phasenmodellen der sexuellen Reaktion (Verlangen, Erregung, Orgasmus, Schmerz) und berücksichtigt geschlechtsspezifische Unterschiede, wie sie insbesondere im weiblichen Erregungserleben zum Ausdruck kommen. Dies zeigt sich beispielsweise in der diagnostischen Kategorie der „Female Sexual Interest/Arousal Disorder", die sowohl das Interesse als auch die körperliche Reaktion umfasst – ein Aspekt, der im männlichen Diagnoseschema getrennt behandelt wird.

3.2 Unterschiede zwischen organischen und psychogenen Störungen

Die Differenzierung zwischen organisch und psychogen bedingten sexuellen Funktionsstörungen ist von zentraler Bedeutung für die therapeutische Praxis, da sie unmittelbare Auswirkungen auf die Wahl diagnostischer Verfahren und therapeutischer Strategien hat. Organische Ursachen umfassen strukturelle oder funktionelle Störungen des Nervensystems, endokrine Dysbalancen, vaskuläre Insuffizienzen sowie pharmakologisch bedingte Nebenwirkungen. Beispiele hierfür sind arteriosklerotische Veränderungen der Beckenarterien, ein Testosteronmangel infolge einer Hypogonadismus-Diagnose oder die Nebenwirkungen serotonerger Antidepressiva. Auch neurologische Erkrankungen wie Multiple Sklerose, Parkinson oder eine diabetische Neuropathie können zu Störungen der genitalen Reizweiterleitung führen.

Psychogene Störungen beruhen hingegen auf emotionalen, kognitiven und interaktionellen Konflikten, etwa in Folge einer gestörten Körperwahrnehmung, von Schuld- oder Schamgefühlen, partnerschaftlichen Problemen, sexueller Traumatisierung oder einer innerpsychischen Ablehnung der eigenen Sexualität. Oftmals sind sexuelle Störungen nicht rein organisch oder psychogen, sondern multifaktoriell bedingt, was eine differenzierte und interdisziplinär fundierte Diagnostik erforderlich macht. Darüber hinaus können primär organische Störungen sekundär psychogene

Folgeprobleme nach sich ziehen – etwa Angst vor erneutem Versagen, Vermeidung sexueller Begegnungen oder depressive Verstimmungen. Umgekehrt können psychogene Störungen zu psychosomatischen Beschwerden führen oder durch körperliche Begleitreaktionen verstärkt werden.

3.3 Störungen des sexuellen Verlangens

Störungen des sexuellen Verlangens gehören zu den häufigsten sexuellen Dysfunktionen in der klinischen Praxis. Sie äußern sich durch ein vermindertes oder vollständig fehlendes sexuelles Interesse, das sich sowohl auf das Denken (z. B. fehlende Fantasien) als auch auf das Verhalten (z. B. reduzierte Initiativen) auswirken kann. Der Rückgang der Libido kann primär bestehen oder sekundär durch Lebensereignisse, Erkrankungen oder partnerschaftliche Umstände ausgelöst werden. Das DSM-5 unterscheidet hier zwischen der „Male Hypoactive Sexual Desire Disorder" und der „Female Sexual Interest/Arousal Disorder", wobei Letztere aufgrund der engeren Verbindung zwischen Verlangen und Erregung bei Frauen definiert wurde.

Die Ursachen für Verlangenstörungen sind ebenso vielfältig wie komplex. Neben hormonellen Faktoren – wie einem Testosteronmangel, Schilddrüsenfunktionsstörungen oder einer postmenopausalen Östrogendepletion – spielen psychische Faktoren eine zentrale Rolle. Dazu zählen depressive Erkrankungen, chronischer Stress, Angststörungen, aber auch langjährige partnerschaftliche Unzufriedenheit oder ungelöste emotionale Konflikte. Darüber hinaus können kulturell vermittelte Moralvorstellungen oder religiöse Prägungen dazu führen, dass sexuelles Verlangen unterdrückt, tabuisiert oder als negativ erlebt wird. Auch die Wirkung bestimmter Medikamente, insbesondere Psychopharmaka, kann die Libido erheblich beeinflussen. In der Behandlung ist eine genaue Differenzierung zwischen transienten und persistierenden, situationsspezifischen und generalisierten Störungen essenziell, da sich daraus unterschiedliche therapeutische Ansätze ableiten.

3.4 Erregungsstörungen

Sexuelle Erregungsstörungen zeichnen sich durch eine unzureichende oder ausbleibende körperliche und emotionale Reaktion auf sexuelle Reize aus. Bei Frauen betrifft dies die mangelnde Lubrikation, ein Gefühl der Genitalanästhesie oder das Ausbleiben subjektiver Erregung. Beim Mann äußert sich die Störung typischerweise in Form einer erektilen Dysfunktion, also der Unfähigkeit, eine Erektion zu erreichen oder aufrechtzuerhalten. Diese Symptome treten häufig in spezifischen Situationen auf, etwa bei einem neuen Partner, nach traumatischen Erfahrungen oder in Verbindung mit Versagensängsten. Gleichzeitig können vaskuläre, hormonelle oder neurologische Störungen die Erregungsfähigkeit physisch beeinträchtigen.

Besonders bedeutsam ist die Differenzierung zwischen situationsspezifischen und generalisierten Erregungsstörungen sowie zwischen lebenslang bestehenden und später erworbenen Formen. Diese Differenzierung hilft, psychodynamische, partnerschaftliche oder körperliche Ursachen präziser zu identifizieren. In der Diagnostik spielen sexualanamnestische Gespräche, die Exploration partnerschaftlicher Dynamiken sowie hormonelle und vaskuläre Untersuchungen eine zentrale Rolle. Therapeutisch kommen Sexualberatung, kognitive Verhaltenstherapie, sexualtherapeutische Übungen und gegebenenfalls medikamentöse Behandlungen, etwa mit Phosphodiesterase-5-Hemmern, zum Einsatz.

3.5 Orgasmusstörungen

Orgasmusstörungen betreffen die Unfähigkeit, einen sexuellen Höhepunkt zu erreichen oder diesen nur mit erheblicher Verzögerung zu erleben. Bei Frauen spricht man von Anorgasmie, wenn der Orgasmus dauerhaft oder wiederholt ausbleibt, obwohl eine ausreichende sexuelle Stimulation erfolgt. Diese kann entweder generalisiert (in allen Situationen) oder situativ (nur mit bestimmten Partnern oder unter spezifischen Bedingungen) auftreten. Bei Männern äußert sich eine Orgasmusstörung häufig als verzögerte

Ejakulation oder als retrograde Ejakulation. Der vorzeitige Samenerguss stellt eine eigene diagnostische Kategorie dar, die durch eine geringe Kontrolle über die Ejakulation und einen hohen Leidensdruck gekennzeichnet ist.

Die Ursachen sind multifaktoriell: psychodynamische Aspekte wie Angst, Schuld oder die Unfähigkeit zur Hingabe spielen ebenso eine Rolle wie negative Lernerfahrungen, mangelndes Körperbewusstsein oder kommunikative Hemmungen. Auch neurologische Erkrankungen, Medikamentenwirkungen oder hormonelle Störungen können zu einer verminderten Orgasmusfähigkeit führen. Therapeutisch steht neben der medizinischen Abklärung insbesondere die Aufarbeitung emotionaler und partnerschaftlicher Themen im Vordergrund. Bei vorzeitigem Samenerguss kommen medikamentöse und verhaltenstherapeutische Strategien erfolgreich zur Anwendung.

3.6 Schmerzen beim Geschlechtsverkehr

Sexuell bedingte Schmerzen, medizinisch als Dyspareunie bezeichnet, können vor, während oder nach der Penetration auftreten und betreffen überwiegend Frauen, seltener Männer. Diese Schmerzen können sich auf die Vulva, die Vagina, das Becken oder den Unterbauch erstrecken und vielfältige Ursachen haben. Neben Infektionen, hormonellen Veränderungen (etwa postmenopausaler Atrophie), Verletzungen und Entzündungen können psychische

Faktoren wie Angst, Trauma oder Erwartungsspannung zu einem Schmerzsyndrom führen. Vaginismus beschreibt dabei die unwillkürliche Verkrampfung der Beckenbodenmuskulatur, die eine Penetration verhindert oder massiv erschwert.

Bei Männern treten Schmerzen etwa im Bereich der Eichel, des Perineums oder bei der Ejakulation auf, zum Beispiel infolge chronischer Prostatitis, Phimose oder nach operativen Eingriffen. Die Diagnostik erfordert eine interdisziplinäre Zusammenarbeit von Gynäkologie, Urologie, Psychosomatik und Sexualtherapie. Neben der medizinischen Behandlung körperlicher Ursachen ist eine psychotherapeutisch begleitete Enttabuisierung, Angstbearbeitung und schrittweise Desensibilisierung essenziell.

3.7 Paraphile Störungen (Abgrenzung und Überschneidungen)

Paraphile Störungen umfassen wiederkehrende, intensive sexuelle Fantasien oder Verhaltensweisen, die auf ungewöhnliche Objekte, Aktivitäten oder Situationen gerichtet sind. Beispiele sind Fetischismus, Transvestitismus, Voyeurismus, Exhibitionismus, Frotteurismus, Sadismus und Masochismus. Solange diese Neigungen einvernehmlich ausgelebt werden und keine psychische Belastung oder Beeinträchtigung verursachen, gelten sie nicht als pathologisch. Erst wenn die Ausübung mit Fremdgefährdung, subjektivem Leid oder sozialer Dysfunktion einhergeht, spricht man von einer paraphilen Störung. In der Differenzialdiagnostik ist bedeutsam, paraphile Neigungen nicht mit sexuellen Funktionsstörungen zu verwechseln, auch wenn beide in Einzelfällen überlappen können, etwa wenn ein sexuelles Erleben ohne bestimmte Stimuli nicht möglich ist.

3.8 Geschlechtsdysphorie und ihre Auswirkungen auf das sexuelle Erleben

Geschlechtsdysphorie bezeichnet ein anhaltendes, tiefgreifendes Unbehagen oder Leiden an dem bei der Geburt zugewiesenen Geschlecht und den damit verbundenen körperlichen Merkmalen, sozialen Erwartungen und Geschlechtsrollen. Die betroffenen Personen erleben eine Diskrepanz zwischen ihrem gelebten bzw. empfundenen Geschlecht und den körperlich-biologischen oder gesellschaftlich zugeschriebenen Geschlechtsmerkmalen. Dieses subjektive Erleben kann mit erheblichem psychischen Leidensdruck, depressiven Symptomen, Angststörungen und Identitätskonflikten einhergehen, vor allem dann, wenn keine angemessene gesellschaftliche, medizinische oder psychologische Unterstützung vorhanden ist.

Obwohl die Geschlechtsdysphorie per definitionem keine sexuelle Funktionsstörung im engeren Sinne darstellt, bestehen häufig komplexe Wechselwirkungen mit dem sexuellen Erleben, der partnerschaftlichen Intimität und der körperlichen Selbstwahrnehmung. Viele transidente oder nicht-binäre Personen erleben ihren Körper – insbesondere die sekundären Geschlechtsmerkmale – als inkongruent, fremd oder sogar abstoßend. Dieses Unbehagen kann sich in einer gestörten oder blockierten sexuellen Selbstwahrnehmung niederschlagen. Berührungen bestimmter Körperbereiche können als unangenehm oder traumatisch empfunden werden, was häufig zu einer Vermeidung sexueller Situationen oder zu einem Gefühl sexueller Funktionslosigkeit führt, ohne dass eine primär organische Ursache vorliegt.

In vielen Fällen steht nicht das Fehlen sexuellen Verlangens im Vordergrund, sondern die Unmöglichkeit, Sexualität mit einem Körper zu leben, der nicht als der eigene empfunden wird. Dieses Phänomen unterscheidet sich grundlegend von typischen sexualmedizinischen Störungsbildern wie Libidoverlust, Erregungsstörungen oder Anorgasmie. Vielmehr handelt es sich um eine sekundäre sexuelle Beeinträchtigung im Kontext geschlechtsbezogener Inkongruenz. Dabei können sowohl prätransformative als auch postoperative Phasen mit spezifischen Herausforderungen verbunden sein – etwa in Bezug auf Körperbild, hormonelle Veränderungen, anatomische Umgestaltungen, Partnerdynamiken oder gesellschaftliche Diskriminierung.

Hinzu kommt, dass viele transidente Menschen im Rahmen medizinischer Transitionen – etwa durch hormonelle

Behandlungen oder geschlechtsangleichende Operationen – neue Formen der Sexualität entdecken, aber auch funktionale Einschränkungen oder Irritationen erleben können. Hormonelle Veränderungen beeinflussen Libido, Sensibilität und Erregbarkeit; chirurgische Eingriffe können neue Körpererfahrungen ermöglichen, aber auch Unsicherheiten oder Anpassungsschwierigkeiten mit sich bringen. Der Verlauf ist individuell sehr unterschiedlich und hängt stark von der therapeutischen Begleitung, der gesellschaftlichen Akzeptanz und der persönlichen Identitätsentwicklung ab.

Besondere Aufmerksamkeit ist im diagnostischen Prozess geboten. Es besteht die Gefahr, dass geschlechtsdysphorische Erfahrungen vorschnell als sexuelle Funktionsstörung fehldiagnostiziert werden – etwa wenn sexuelles Rückzugsverhalten oder Orgasmusstörungen primär durch Körperdysphorie motiviert sind. Eine solche Pathologisierung verkennt die eigentliche Ursache der Beschwerden und kann die Leidenslage der betroffenen Person verstärken. Umgekehrt ist auch zu beachten, dass nicht jede sexuelle Irritation bei transidenten Menschen zwangsläufig mit ihrer Geschlechtsidentität zusammenhängt; auch hier gilt es, differenziert und ohne voreilige Zuschreibungen zu arbeiten.

Therapeutisch sind geschlechtsaffirmierende Zugänge entscheidend. Eine affirmierende Haltung bedeutet, die subjektive Geschlechtsidentität als gültig und schützenswert anzuerkennen und entsprechende psychosoziale, medizinische und sexualtherapeutische Maßnahmen daran auszurichten. Ziel ist nicht die Anpassung an binäre Normvorstellungen, sondern die Förderung einer kohärenten, bejahenden sexuellen Selbstwahrnehmung in Einklang mit dem erlebten Geschlecht. Dazu gehören: körperzentrierte Verfahren zur Verbesserung der Körperakzeptanz, partnerschaftliche Gespräche über Grenzen und Wünsche, hormonell begleitete Sexualberatung, Unterstützung bei neuen Formen von Intimität sowie traumainformierte Begleitung bei früheren sexuellen oder sozialen Verletzungen.

Darüber hinaus ist auch die gesellschaftliche Dimension nicht zu unterschätzen. Transidente und nicht-binäre Menschen sind überproportional häufig von Diskriminierung, Stigmatisierung und struktureller Benachteiligung betroffen – etwa im Gesundheitswesen, am Arbeitsplatz oder im familiären Umfeld. Diese sozialen Erfahrungen wirken sich direkt auf das Selbstbild, das Beziehungsverhalten und die Fähigkeit zur selbstbestimmten Sexualität aus. Eine gelingende therapeutische Arbeit muss daher auch gesellschaftliche Bedingungen in den Blick nehmen und sich gegen jede Form der Pathologisierung von Geschlechtsvielfalt stellen.

Insgesamt ist die Einordnung von Geschlechtsdysphorie im Kontext sexueller Gesundheit ein exemplarisches Beispiel für die Notwendigkeit ganzheitlicher, kultursensibler, interdisziplinärer und personenzentrierter Ansätze. Sie zeigt, wie eng Sexualität mit Identität, Körperwahrnehmung, gesellschaftlicher Anerkennung und individueller

Selbstgestaltung verwoben ist – und wie wichtig es ist, therapeutische Räume zu schaffen, in denen all diese Dimensionen gleichermaßen beachtet werden.

3.9 Literaturverzeichnis Kapitel 3

American Psychiatric Association. (2013). *Diagnostic and Statistical Manual of Mental Disorders* (5th ed.). Washington, DC: American Psychiatric Publishing.

Basson, R. (2001). Human sex-response cycles. *Journal of Sex & Marital Therapy, 27*(1), 33–43. https://doi.org/10.1080/009262301520358 31

Bancroft, J. (2009). *Human Sexuality and Its Problems* (3rd ed.). Edinburgh: Churchill Livingstone.

Binik, Y. M. (2010). The DSM diagnostic criteria for sexual pain disorders. *Archives of Sexual Behavior, 39*(2), 292–303. https://doi.org/10.1007/s10508-009-9526-0

Graziottin, A., & Brotto, L. A. (2004). Vulvar vestibulitis syndrome: A clinical approach. *The Journal of Sex & Marital Therapy, 30*(2), 125–139. https://doi.org/10.1080/00926230490262389

Levine, S. B. (2003). The nature of sexual desire: A clinician's perspective. *Archives of Sexual Behavior, 32*(3), 279–285. https://doi.org/10.1023/A:1023428021444

McCabe, M. P., Sharlip, I. D., Atalla, E., Balon, R., Fisher, A. D., Laumann, E., Lee, S. W., & Segraves, R. T. (2016). Definitions of sexual dysfunctions in women and men: A consensus statement from the International Society for Sexual Medicine. *The Journal of Sexual Medicine, 13*(2), 135–143. https://doi.org/10.1016/j.jsxm.2015.12.019

Reed, G. M., Drescher, J., Krueger, R. B., Atalla, E., Cochran, S. D., First, M. B., … & Saxena, S. (2016). Disorders related to sexuality and gender identity in the ICD-11: Revising the ICD-10 classification based on current scientific evidence, best clinical practices, and human rights considerations. *World Psychiatry, 15*(3), 205–221. https://doi.org/10.1002/wps.20354

Tiefer, L. (2001). A new view of women's sexual problems. *Journal of Sex & Marital Therapy, 27*(2), 125–139. https://doi.org/10.1080/009262301520358 31

4. Ätiologie und Ursachen sexueller Funktionsstörungen

Die Erforschung und klinische Erfassung der Ursachen sexueller Funktionsstörungen erfordert eine hohe Differenzierung, da es sich hierbei nicht um eindimensionale Phänomene handelt. Vielmehr stellen sie den Ausdruck eines hochkomplexen Zusammenspiels physiologischer, psychologischer, partnerschaftlicher und soziokultureller Einflussgrößen dar. Die wissenschaftliche Debatte hat sich zunehmend von monokausalen Erklärungsmodellen entfernt und favorisiert heute eine integrative Sichtweise, die dem individuellen Erleben ebenso Rechnung trägt wie den objektiv messbaren biologischen Parametern. In diesem Kapitel sollen die relevanten Ursachenfelder in ihrer Tiefe und ihren wechselseitigen Bezügen ausführlich beleuchtet werden.

4.1 Organische Ursachen: kardiovaskuläre, endokrine, und neurologische Faktoren

Kardiovaskuläre Erkrankungen sind aufgrund ihrer Auswirkungen auf die vaskuläre Integrität der Genitalregion besonders häufig mit Erregungsstörungen verbunden. Die arterielle Durchblutung, insbesondere der Arteria pudenda interna, ist für die genitalen Schwellkörper von zentraler Bedeutung. Eine reduzierte Vasodilatation infolge endothelialer Dysfunktion kann die genitalen Reaktionen erheblich beeinträchtigen. Bereits geringfügige arteriosklerotische Veränderungen können bei Männern zu Erektionsproblemen und bei Frauen zu Lubrikationsstörungen führen. Die erektile Dysfunktion ist heute nicht nur eine sexualmedizinische, sondern auch eine internistische Diagnose, da sie häufig ein Frühwarnzeichen für systemische Gefäßerkrankungen darstellt, insbesondere für koronare Herzerkrankungen.

Endokrinologische Ursachen sind meist mit Störungen der Hypothalamus-Hypophysen-Gonaden-Achse verknüpft. Ein Testosteronmangel beim Mann, beispielsweise infolge eines primären Hypogonadismus, einer Hypophysentumorerkrankung oder einer sekundären Unterdrückung durch Medikamente, führt zu einem Rückgang von Libido, Erektion und Orgasmusfähigkeit. Bei Frauen äußert sich ein Östrogenmangel besonders nach der Menopause in Form von Scheidentrockenheit, Schmerzen beim Geschlechtsverkehr und einem reduzierten sexuellen Erleben. Progesteron, DHEA (Dehydroepiandrosteron) und Androgene spielen ebenfalls eine wichtige Rolle, deren Bedeutung im weiblichen Sexualsystem noch nicht vollständig geklärt ist. Schilddrüsenerkrankungen – insbesondere Hypothyreose – führen häufig zu Libidoverlust, Müdigkeit und Anhedonie, während Hyperthyreosen eher zu Unruhe und Reizbarkeit beitragen.

Neurologische Erkrankungen beeinflussen die Sexualfunktion über mehrere Mechanismen. Zum einen können sie die sensomotorische Leitungsbahn zwischen Gehirn und Genitalorganen unterbrechen, etwa durch Läsionen des Rückenmarks oder der sakralen Nerven. Zum anderen können sie über zentrale Mechanismen das sexuelle Erleben selbst verändern, etwa durch verminderte Erregbarkeit, Affektverflachung oder kognitive Einbußen. Beispiele sind die Multiple Sklerose, Parkinson-Krankheit, Epilepsien oder zerebrale Ischämien. Auch degenerative Erkrankungen wie die Alzheimer-Demenz führen häufig zu einer sexuellen Entfremdung, teils durch kognitive Desintegration, teils durch Veränderungen der Persönlichkeitsstruktur.

4.2 Urogenitale Ursachen sexueller Funktionsstörungen

Sexuelle Funktionsstörungen können in vielfältiger Weise mit urogenitalen Erkrankungen, funktionellen Veränderungen oder operativen Eingriffen im Beckenbereich verknüpft sein. Diese Ursachen wirken häufig auf mehreren Ebenen: Sie betreffen anatomische Strukturen ebenso wie hormonelle Regulation, nervale Steuerung, muskuläre Interaktionen und nicht zuletzt das psychische Erleben des Körpers, der Sexualität und der eigenen Geschlechtsidentität.

Insbesondere Erkrankungen oder operative Maßnahmen im Bereich der Beckenorgane führen nicht selten zu

Schmerzen, Sensibilitätsveränderungen, Vermeidungshaltungen oder sekundären psychischen Belastungen – und müssen daher in der sexualmedizinischen Diagnostik und Behandlung differenziert berücksichtigt werden.

Bei Frauen

Bei Frauen gehören chronisch-entzündliche Erkrankungen des äußeren und inneren Genitaltrakts zu den häufigsten organisch bedingten Ursachen sexueller Funktionsstörungen. Chronische Vulvovaginitiden – ausgelöst durch bakterielle Infektionen, Pilzüberwucherung oder rezidivierende Mischflora-Störungen – führen zu anhaltender Reizung, Juckreiz, Brennen und einer erhöhten Schmerzempfindlichkeit im Introitusbereich. Der Koitus wird dann häufig als unangenehm oder schmerzhaft erlebt (Dyspareunie), was zu sexueller Vermeidung, Anspannung der Beckenbodenmuskulatur und psychischer Aversion führen kann.

Eine besondere Bedeutung hat der **Lichen sclerosus**, eine chronisch entzündliche, nicht-infektiöse Hauterkrankung der Vulva, die mit ausgeprägter Atrophie, Narbenbildung und teils starker Schmerzhaftigkeit einhergeht. Die oft über Jahre bestehende Symptomatik führt zu massiver Einschränkung des sexuellen Erlebens, Scham, sozialer Rückzugsneigung und nicht selten auch zu partnerschaftlichen Spannungen. Eine frühzeitige Diagnose und spezialisierte dermatogynäkologische Behandlung sind hier entscheidend.

Auch **Endometriose** – das Vorhandensein von funktionellem Endometrium außerhalb der Gebärmutterhöhle – ist mit tiefen, zyklusabhängigen Schmerzen beim Geschlechtsverkehr (Dyspareunie profunda) verbunden. Die Läsionen führen zu entzündlichen Prozessen, Adhäsionen und einer erhöhten Schmerzempfindlichkeit im Bereich von Uterus, Ovarien, Douglas-Raum oder Beckenperitoneum. Die Sexualität wird häufig als schmerzhaft, belastend oder sogar gefährlich erlebt, was langfristig auch zur Abnahme der Libido und des Körpervertrauens führen kann.

Ein weiteres häufiges Phänomen bei postmenopausalen Frauen ist die **vaginale Atrophie**, die mit dem Östrogenmangel nach der Menopause einhergeht. Die Schleimhäute der Vagina und des Vestibulums werden dünner, trockener, schlechter durchblutet und damit empfindlicher. Selbst geringfügige mechanische Reize können zu Mikroläsionen, Blutungen oder Brennen führen. Die daraus resultierende Dyspareunie kann zusätzlich durch Scham, Vermeidung, sekundäre Orgasmusstörungen und Beziehungskonflikte verstärkt werden. Eine lokale östrogenbasierte oder DHEA-haltige Therapie kann in vielen Fällen deutliche Besserung bewirken.

Bei Männern

Auch bei Männern sind urogenitale Ursachen häufig an der Entstehung sexueller Funktionsstörungen beteiligt. Eine der zentralen Krankheitsbilder ist die **chronische Prostatitis** bzw. das chronische Beckenschmerzsyndrom. Dieses multifaktorielle Syndrom geht mit Schmerzen im Dammbereich, Dysurie, Ejakulationsbeschwerden und sexueller Frustration einher. Die Ejakulation wird nicht selten als schmerzhaft, unvollständig oder unangenehm erlebt, was zu Angstvermeidung, Anspannung und Erregungsstörungen führen kann. Häufig bestehen auch begleitend depressive Verstimmungen, die die sexuelle Symptomatik weiter verstärken.

Harnröhrenstrikturen – also narbige Verengungen der Harnröhre – führen ebenfalls zu funktionellen Störungen beim Wasserlassen und während der Ejakulation. Die resultierende Unsicherheit beim Wasserlassen, das Gefühl unvollständiger Entleerung oder ein verminderter Ejakulatfluss können das Körpergefühl und die sexuelle Selbstsicherheit empfindlich beeinträchtigen.

Bei älteren Männern spielt die **benigne Prostatahyperplasie (BPH)** eine bedeutende Rolle. Durch die Vergrößerung der Prostata kann es zu Blasenentleerungsstörungen, Nykturie, Harndrang und anderen irritativen Symptomen kommen. In vielen Fällen wird zusätzlich eine Abnahme der Libido, eine Verlängerung der Latenzzeit bis zur

Erektion oder eine Reduktion des Ejakulatvolumens beobachtet. Darüber hinaus können Medikamente zur Behandlung der BPH – insbesondere 5-Alpha-Reduktasehemmer – ebenfalls negative Effekte auf die Libido und den Hormonstoffwechsel haben.

Nach operativen Eingriffen

Sowohl bei Frauen als auch bei Männern stellen operative Eingriffe im Beckenbereich eine besondere Herausforderung dar. Die **radikale Prostatektomie**, meist bei Prostatakarzinom indiziert, kann zu Erektionsverlust, Inkontinenz und einem Verlust der spontanen sexuellen Reaktionsfähigkeit führen. Trotz nervenschonender Verfahren kommt es häufig zu anhaltenden erektilen Dysfunktionen, zum Teil auch zu Orgasmusstörungen oder einer veränderten Ejakulation. Die psychische Verarbeitung dieses Eingriffs – mit dem Gefühl sexueller Entmannung oder Kontrollverlust – ist ein wesentlicher therapeutischer Ansatzpunkt.

Ähnlich wirkt sich bei Frauen eine **Hysterektomie** – insbesondere wenn sie radikal durchgeführt wurde oder mit Entfernung der Adnexe einhergeht – auf das sexuelle Selbstbild aus. Auch wenn die Gebärmutter selbst kein primäres sexuelles Organ ist, berichten viele Patientinnen über verändertes Lustempfinden, Schmerzen bei tiefen Penetrationsbewegungen, veränderte Orgasmuswahrnehmung oder eine Diffusion ihrer weiblichen Identität. Die damit verbundene psychische Belastung – insbesondere, wenn der Eingriff in Folge von malignen Erkrankungen erfolgte – erfordert eine feinfühlige psychosexuelle Begleitung.

Auch plastisch-rekonstruktive Eingriffe, Operationen bei Endometriose, Blasenoperationen oder Beckenbodenrekonstruktionen (z. B. bei Deszensus) können Auswirkungen auf Nervenbahnen, Sensibilität, Schleimhautstruktur und Erregbarkeit haben. Die anatomische Veränderung muss in ihrer psychischen, partnerschaftlichen und funktionalen Dimension verstanden und therapeutisch begleitet werden.

4.3 Psychische Erkrankungen als Ursache sexueller Funktionsstörungen

Psychische Erkrankungen gehören zu den häufigsten, aber auch komplexesten Ursachen sexueller Funktionsstörungen. Die Sexualität ist nicht nur ein körperliches, sondern auch ein emotionales, kognitives und zwischenmenschliches Phänomen. Sie ist eng verbunden mit Selbstwertgefühl, Beziehungsfähigkeit, Fantasie, Spontaneität, Vertrauen und der Fähigkeit, Nähe zuzulassen und zu genießen. Jede psychische Störung, die in diese Bereiche eingreift, kann daher unmittelbar oder mittelbar die Sexualfunktion beeinträchtigen – sei es durch emotionale Erschöpfung, verminderte Impulskontrolle, gestörte

Selbstwahrnehmung, belastete Partnerschaftsdynamik oder pharmakologische Nebenwirkungen.

Die häufigsten psychischen Erkrankungen mit Auswirkungen auf die Sexualität sind depressive Störungen, Angststörungen, Traumafolgestörungen, Persönlichkeitsstörungen, Essstörungen, Suchterkrankungen und Psychosen. Die Art und Weise, wie diese Erkrankungen die Sexualfunktion beeinflussen, variiert je nach Pathomechanismus, Schweregrad, Dauer und individueller Biografie. Gemeinsam ist ihnen jedoch, dass sie Sexualität nicht nur als körperliche Handlung, sondern als Beziehungs- und Ausdrucksform tiefgreifend verändern.

Depressive Störungen und sexuelle Anhedonie

Bei depressiven Erkrankungen ist die Sexualität häufig auf mehreren Ebenen betroffen. Ein zentrales Symptom ist die sogenannte **sexuelle Anhedonie** – das Unvermögen, sexuelle Lust oder Befriedigung zu empfinden. Betroffene berichten über den Verlust sexueller Fantasien, ein vollständiges Erlöschen des Interesses an sexueller Aktivität und das Gefühl, keine erotische Reaktion mehr auslösen zu können – weder auf eigene noch auf fremde Reize.

Dieser Zustand ist nicht bloß ein vorübergehendes Lustdefizit, sondern Ausdruck eines umfassenden Affektverflachungssyndroms, das auch Freude, Neugier, Kreativität und Initiative betrifft. Das sexuelle Desinteresse ist somit Teil einer allgemeinen psychomotorischen Hemmung und einer tiefgreifenden Einschränkung der Vitalität. In schweren Fällen kann dies zur vollständigen Vermeidung sexueller Kontakte, zu Selbstabwertung, Partnerschaftskonflikten oder sogar zu sexuellen Funktionsverlusten ohne erkennbare somatische Ursachen führen.

Zusätzlich verschärfen häufig **antidepressive Medikamente** die Problematik. Besonders selektive Serotonin-Wiederaufnahmehemmer (SSRI) und Serotonin-Noradrenalin-Wiederaufnahmehemmer (SNRI) stehen in engem Zusammenhang mit **sexuellen Nebenwirkungen**. Studien zeigen, dass bis zu **70 Prozent der behandelten Patienten** über Erektionsstörungen, verzögerten oder ausbleibenden Orgasmus, vermindertes Genitalempfinden und Libidoverlust klagen. Frauen berichten zusätzlich über reduzierte vaginale Lubrikation, Verlust der klitoralen Sensibilität oder emotionale Distanz beim Geschlechtsverkehr.

Besonders problematisch ist das sogenannte **Post-SSRI-Sexual-Dysfunction-Syndrom**, bei dem die sexuellen Funktionsstörungen **auch nach Absetzen der Medikation** über Wochen oder Monate fortbestehen können. Die genauen pathophysiologischen Mechanismen sind noch nicht abschließend geklärt, vermutlich spielt eine langanhaltende Veränderung der serotonergen Rezeptoren im limbischen System eine Rolle.

Angststörungen und sexuelle Gehemmtheit

Im Gegensatz zur depressiven Abflachung wirkt sich die Angst nicht durch Hemmung, sondern durch Übererregung des zentralen Nervensystems auf die Sexualfunktion aus. Das vegetative Erregungssystem ist bei Angststörungen permanent aktiviert – Herzfrequenz, Muskeltonus, Atemfrequenz und Aufmerksamkeit sind gesteigert, der Körper ist in Alarmbereitschaft. Dieses physiologische „Kampf-oder-Flucht"-System ist **in direkter Konkurrenz zum parasympathisch gesteuerten sexuellen Erregungssystem**, das für Entspannung, Durchblutung, Sensibilisierung und genitales Lustempfinden verantwortlich ist.

Besonders bei der **sozialen Phobie** oder der **generalisierten Angststörung** kommt es zu einer chronischen Anspannung, die sich in innerer Unruhe, ständiger Selbstbeobachtung und emotionaler Rückzugsneigung äußert. Die sexuelle Interaktion wird als potenziell beschämend oder kontrollverlustbehaftet erlebt, was die Spontaneität und Offenheit massiv einschränkt. Die Betroffenen können ihre körperlichen Empfindungen nicht mehr unbefangen wahrnehmen, sondern stehen „neben sich", analysieren ihre Reaktion und erleben das Geschehen als mechanisch, fremdbestimmt oder unangenehm.

Bei Männern führt dies häufig zu **vorzeitigem Samenerguss**, Erektionsproblemen oder Versagensangst. Die

Angst vor dem sexuellen Misserfolg kann dabei selbst zur Ursache der Dysfunktion werden – ein klassischer Angst-Symptom-Kreislauf. Frauen erleben **Lubrikationsstörungen, vaginale Verspannung oder Anorgasmie**, häufig in Verbindung mit Selbstwertzweifeln oder innerer Unruhe. Die ständige Beobachtung des eigenen Verhaltens, die Sorge um Bewertung durch den Partner und die Unfähigkeit, sich fallen zu lassen, gelten als zentrale hemmende Faktoren.

Posttraumatische Belastungsstörung und sexuelle Fragmentierung

Die posttraumatische Belastungsstörung stellt eine besonders schwere Form psychisch bedingter sexueller Dysfunktion dar. Sie betrifft vor allem Menschen, die sexualisierte Gewalt, körperliche Übergriffe, massives Kontrollversagen oder andere tiefgreifende Verletzungen der körperlichen Integrität erlebt haben. Die Sexualität wird dabei nicht mehr als Ort der Nähe oder Lust erlebt, sondern als potenziell bedrohliche Reinszenierung des Traumas.

Typisch sind Symptome wie **Hypervigilanz** (dauerhafte Anspannung und erhöhte Reizschwelle), **Dissoziation** (Abspaltung des Bewusstseins von der körperlichen Wahrnehmung), **Flashbacks** (unwillkürlich auftretende Wiedererinnerungen an das traumatische Ereignis) oder **körperliche Erstarrung**. Diese Symptome verhindern eine unbelastete sexuelle Begegnung, da der Körper nicht mehr als sicherer Ort wahrgenommen wird.

Die betroffenen Personen berichten häufig über sexuelle Aversion, Vermeidung, Ekel, funktionelle Schmerzstörungen oder eine vollständige Unterdrückung sexueller Bedürfnisse. Gleichzeitig entsteht häufig ein Gefühl der Entfremdung vom eigenen Körper, der als beschädigt, beschmutzt oder unkontrollierbar erlebt wird. Auch die Partnerschaft leidet unter der emotionalen Distanz, der Angst vor Nähe und dem Verlust gemeinsamer Intimität.

Besonders herausfordernd sind Fälle, in denen **frühkindliche Traumatisierungen** vorliegen – etwa durch sexuellen Missbrauch in der Familie oder institutionellen Kontexten. Die sexuellen Symptome treten oft erst im Erwachsenenalter auf, häufig ohne dass die Betroffenen eine bewusste Verbindung zur Vergangenheit herstellen können. Die therapeutische Arbeit erfordert hier eine besonders behutsame, traumasensible und körperzentrierte Herangehensweise, die Sicherheit, Selbstbestimmung und emotionale Integration in den Mittelpunkt stellt.

4.4 Partnerschafts- und Beziehungskonflikte

Sexuelle Funktion und partnerschaftliche Beziehung sind untrennbar miteinander verknüpft. Die Qualität der emotionalen Verbindung, das Maß an Vertrauen,

Kommunikation, gegenseitiger Wertschätzung und Rollenerwartungen beeinflussen die Sexualität unmittelbar. Langjährige Beziehungen sind besonders anfällig für sogenannte sexuelle Disaffektion, also das Nachlassen des sexuellen Begehrens trotz intakter Zuneigung. Dies kann durch emotionale Entfremdung, ungelöste Konflikte, Konkurrenz um Aufmerksamkeit (z. B. durch Kinder), unterschiedliche sexuelle Skripte oder chronischen Stress bedingt sein.

Nicht selten dient Sexualität auch als Ausdruck oder Stellvertreter ungelöster Beziehungsthemen. So kann sexuelle Verweigerung als passive Aggression, übermäßige Initiative als kompensatorisches Kontrollbedürfnis oder sexuelles Desinteresse als Folge narzisstischer Kränkung auftreten. In vielen Fällen fehlt es an einer offenen Kommunikation über Wünsche, Bedürfnisse und Grenzen. Auch unausgesprochene Tabus, Schamgefühle oder moralische Selbstzensur tragen zur Eskalation sexueller Konflikte bei.

4.5 Soziokulturelle und erzieherische Einflüsse

Sexualität ist nicht nur ein individuelles, sondern auch ein gesellschaftlich vermitteltes Konstrukt. Die Art und Weise, wie über Sexualität gesprochen, gedacht und gelebt wird, ist kulturell tief geprägt. In repressiven Kulturen dominiert eine Haltung der Kontrolle, Tabuisierung oder Moralisierung von Sexualität. Der Körper wird nicht als Quelle von Lust und Ausdruck des Selbst, sondern als Objekt der

Disziplinierung verstanden. Solche Prägungen führen zu Schuldgefühlen, sexueller Hemmung und funktionaler Sexualität ohne inneres Erleben.

Auch in westlichen Gesellschaften sind soziale Normen wirksam. Der Schönheitskult, die Leistungsorientierung und die Idealisierung ewiger Jugend erzeugen einen subtilen Druck zur sexuellen Perfektion. Besonders junge Menschen entwickeln auf Basis medialer Vorbilder unrealistische Erwartungen an Sexualität, Körperbild und Orgasmusfähigkeit. Diese Diskrepanz zwischen Selbstbild und sozialem Ideal ist eine häufige Quelle sexueller Unzufriedenheit.

Die elterliche Sexualerziehung spielt dabei eine entscheidende Rolle. Übergriffige, tabuisierende oder ignorierende Erziehungsmuster können zu einem gestörten Verhältnis zum eigenen Körper und zur Sexualität führen. Auch die Unfähigkeit, über Sexualität zu sprechen, führt im späteren Leben zu kommunikativen Barrieren, die eine partnerschaftlich erfüllte Sexualität erschweren.

4.6 Medikamentöse und substanzinduzierte Ursachen

Der Einfluss pharmakologischer Substanzen auf die Sexualität ist in der medizinischen Praxis oft unterschätzt. Neben Psychopharmaka zählen auch Medikamente zur Behandlung von Bluthochdruck, Diabetes, Epilepsie, hormonellen Erkrankungen oder malignen Tumoren zu den Auslösern sexueller Dysfunktionen. Besonders kritisch ist der kombinierte Effekt, wenn mehrere potenziell hemmende Substanzen gleichzeitig verordnet werden.

Alkohol wirkt in niedrigen Dosen enthemmend, in höheren Dosen jedoch dämpfend auf die sexuelle Erregbarkeit. Bei chronischem Alkoholmissbrauch kommt es nicht nur zu hormonellen Veränderungen (z. B. Leber-bedingter Hypogonadismus), sondern auch zu vaskulären Schäden und emotionaler Entfremdung. Drogen wie Kokain oder Amphetamine verstärken kurzfristig das sexuelle Erleben, führen aber langfristig zu Entleerung, Abhängigkeit und dysfunktionalen sexuellen Handlungsmustern.

4.7 Iatrogene Einflüsse und Nebenwirkungen medizinischer Behandlungen

Ein häufig übersehener, jedoch klinisch relevanter Aspekt in der Behandlung sexueller Funktionsstörungen ist ihre **iatrogene Verursachung**. Damit sind Störungen gemeint, die **nicht primär durch eine Grunderkrankung**, sondern **durch medizinische Maßnahmen selbst** ausgelöst oder verstärkt werden. Dies kann sowohl durch direkte körperliche Eingriffe, medikamentöse Nebenwirkungen oder funktionelle Veränderungen geschehen als auch – und das wird häufig unterschätzt – durch **eine mangelhafte oder belastende ärztliche Kommunikation über Sexualität**.

Die rein physische Dimension iatrogener Sexualstörungen ist inzwischen gut dokumentiert: So führen etwa Eingriffe im Bereich der Urologie oder Gynäkologie nicht selten zu Störungen der genitalen Sensibilität, Erektionsproblemen, Lubrikationsstörungen, Orgasmusschwierigkeiten oder Schmerzen beim Geschlechtsverkehr. Auch hormonelle Behandlungen, Strahlentherapien oder operative Rekonstruktionen können die sexuelle Reaktionsfähigkeit dauerhaft beeinflussen. Diese Veränderungen sind jedoch nur ein Teil des Geschehens.

Von ebenso großer Bedeutung ist die **psychosexuelle Wirkung medizinischer Interventionen** – insbesondere dann, wenn die ärztliche Kommunikation unsensibel, verkürzt oder vollständig ausbleibt. In vielen Fällen erleben Patientinnen und Patienten Sexualität nicht als integralen Bestandteil ihrer medizinischen Versorgung, sondern als marginalisiertes oder tabuisiertes Thema. Wenn Sexualität nur als Nebenwirkung oder gar nicht thematisiert wird, entsteht bei den Betroffenen das Gefühl, dass ihre sexuellen Bedürfnisse medizinisch irrelevant oder peinlich seien. Dies kann nicht nur zu einem tiefgreifenden Vertrauensverlust in die behandelnde Person führen, sondern auch zu einer dauerhaften **Verunsicherung im eigenen sexuellen Selbstverständnis**.

Diese Form der **kommunikativen Iatrogenität** kann äußerst wirkmächtig sein. Patientinnen und Patienten erleben ihren durch eine Operation oder Behandlung veränderten

Körper nicht nur als funktionell eingeschränkt, sondern häufig als beschädigt, fragmentiert oder „entwertet". Wenn eine Gebärmutter entfernt, die Prostata operiert, eine Brust amputiert oder ein Stoma gelegt wurde – dann geht es nicht nur um medizinische Fakten, sondern um zentrale symbolische Bedeutungsräume: Weiblichkeit, Männlichkeit, Lustfähigkeit, Ganzheit, Attraktivität. Wenn über diese Dimensionen nicht gesprochen wird, entstehen **Schweigeräume**, in denen sich Scham, Unsicherheit und Rückzugsverhalten ausbreiten.

Gerade nach **gynäkologischen oder urologischen Operationen** berichten viele Betroffene von tiefgreifenden Veränderungen in ihrem sexuellen Erleben. Frauen empfinden sich nach einer Hysterektomie oder Mastektomie häufig als „nicht mehr vollständig weiblich"; Männer nach radikaler Prostatektomie fühlen sich „entmannt" oder erleben sich als nicht mehr begehrenswert. Solche Aussagen verweisen auf eine existenzielle Erschütterung des sexuellen Selbstbildes – eine Störung, die weniger durch den Eingriff selbst als durch **fehlende psychosexuelle Integration** des neuen Körperzustandes entsteht.

Zahlreiche Patientinnen und Patienten geben an, nach medizinischen Eingriffen Angst vor sexueller Zurückweisung, Unsicherheit gegenüber dem eigenen Partner oder eine ausgeprägte Hemmung gegenüber sexueller Aktivität zu empfinden. Viele ziehen sich zurück, vermeiden Intimität oder entwickeln sekundäre psychogene

Funktionsstörungen – wie Lustverlust, Erektionsstörungen, Dyspareunie oder Orgasmusstörungen – ohne dass dies unmittelbar als Folge der Behandlung erkannt wird.

Häufig übersteigt die **psychische Belastung durch die sexuelle Veränderung** das Leid am ursprünglichen somatischen Befund.

Die therapeutische Herausforderung besteht daher nicht nur in der Behandlung körperlicher Störungen, sondern vor allem in der **Wiederherstellung eines positiven, stimmigen sexuellen Selbstverständnisses**. Entscheidend dafür ist eine medizinische Grundhaltung, die Sexualität nicht als privates Randthema, sondern als gesundheitlich relevantes Element begreift. Dazu gehören:

- **Frühzeitige, ehrliche und wertschätzende Aufklärung** über mögliche Auswirkungen der Behandlung auf die Sexualfunktion, schon im präoperativen oder prätherapeutischen Setting.

- **Empathische Kommunikation**, die Scham berücksichtigt, offene Fragen erlaubt und normative Sprachmuster vermeidet.

- **Psychosoziale Begleitung** während des Heilungsprozesses, die Raum für die Verarbeitung von Körperbildveränderungen, Partnerschaftskonflikten und emotionalen Krisen bietet.

- **Sexualtherapeutische Nachsorge**, die individuelle, ressourcenorientierte Wege zur Wiederannäherung an den eigenen Körper, an sexuelles Begehren und an partnerschaftliche Intimität eröffnet.

Insgesamt wird deutlich: Die iatrogene Verursachung sexueller Störungen ist nicht ausschließlich eine Frage technischer Komplikationen oder hormoneller Nebenwirkungen, sondern in hohem Maße eine **Frage professioneller Haltung und Kommunikation**. Medizinische Eingriffe, auch wenn sie indiziert und erfolgreich durchgeführt werden, hinterlassen Spuren – nicht nur im Gewebe, sondern im Erleben.

4.8 Das biopsychosoziale Modell in der Sexualmedizin

Das **biopsychosoziale Modell** gilt heute als international anerkannter Goldstandard zur Erklärung, Diagnostik und Therapie komplexer Gesundheitsstörungen – insbesondere im Bereich der Sexualmedizin.

Es wurde ursprünglich von George L. Engel als Gegenmodell zu rein biomedizinischen Konzepten entwickelt und hat sich seither als grundlegender Bezugsrahmen für patientenzentrierte, ganzheitliche und interdisziplinär ausgerichtete medizinische Praxis etabliert. In keinem anderen Fachbereich zeigt sich seine Relevanz so eindrücklich wie in der Behandlung sexueller Funktionsstörungen, da

Sexualität ein hochgradig mehrdimensionales Phänomen ist, das sich nicht auf organische Funktionen oder psychische Prozesse allein reduzieren lässt.

Das biopsychosoziale Modell geht davon aus, dass **biologische, psychologische und soziale Faktoren** nicht isoliert wirken, sondern **in ständiger Wechselwirkung zueinander stehen**. Die sexuelle Funktion ist demnach weder ausschließlich Ausdruck hormoneller Steuerung noch bloß ein Produkt psychodynamischer Prozesse oder gesellschaftlicher Normen – sie ist vielmehr ein **integratives System**, in dem körperliche, seelische und soziale Dimensionen in komplexer Weise miteinander verwoben sind.

Eine Störung auf einer dieser Ebenen kann sich unmittelbar auf die anderen auswirken – und umgekehrt kann eine gelingende Veränderung auf einer Ebene positive Rückkopplungen auf das Gesamtsystem erzeugen.

Biologische Ebene

Auf biologischer Ebene sind es unter anderem hormonelle Dysbalancen (z. B. Testosteron-, Östrogen- oder DHEA-Mangel), vaskuläre Insuffizienzen, neurologische Erkrankungen, chronische Schmerzen, Infektionen, Medikamentenwirkungen oder postchirurgische Veränderungen, die die sexuelle Funktion beeinträchtigen können. Diese Faktoren lassen sich in der Regel durch Laboruntersuchungen, bildgebende Verfahren oder klinische Befunde objektivieren – und bilden eine wichtige Grundlage für differenzialdiagnostische Überlegungen.

Doch eine rein biologische Perspektive greift zu kurz: Die bloße Wiederherstellung körperlicher Voraussetzungen – etwa durch Medikation, Hormontherapie oder operative Korrekturen – führt nicht zwangsläufig zu einer Besserung der sexuellen Lebensqualität. Vielmehr hängt der therapeutische Erfolg davon ab, **ob und wie die Betroffenen ihren Körper wieder als lustvoll, kompetent und begehrenswert erleben können** – und dies ist untrennbar mit der psychischen und sozialen Dimension verbunden.

Psychologische Ebene

Auf psychologischer Ebene stehen individuelle Denk- und Wahrnehmungsmuster, affektive Zustände, Beziehungserfahrungen, frühe Prägungen und aktuelle Konflikte im Zentrum. Depressionen, Ängste, Traumata, Leistungsdruck, Körperbildstörungen oder unbewusste Beziehungsmuster können die sexuelle Erregbarkeit ebenso beeinträchtigen wie die Fähigkeit zur Hingabe, zur Spontaneität oder zur genussvollen Selbstwahrnehmung. Diese Störungen sind oft nicht sichtbar, aber spürbar – sowohl im individuellen Erleben als auch in der partnerschaftlichen Dynamik.

Hinzu kommt die sogenannte **sexuelle Skriptbildung**: Menschen entwickeln im Laufe ihres Lebens internalisierte Vorstellungen darüber, was als „normale" Sexualität gilt, wie sie funktionieren sollte, was sie leisten muss – und wie man dabei „zu sein hat". Diese inneren Skripte sind stark kulturell geprägt und oft mit Scham, Leistungsanspruch oder Versagensangst verbunden. Eine therapeutische Intervention auf psychologischer Ebene erfordert daher mehr als Diagnostik – sie verlangt **Verständnis für die biografische Bedeutung von Sexualität**, für ihre symbolischen Funktionen und für die unbewussten Dynamiken, die sich in ihr verdichten.

Soziale Ebene

Auf sozialer Ebene wirken Beziehungskonstellationen, Partnerschaftsdynamiken, gesellschaftliche Normen, Rollenerwartungen, familiäre Prägungen, kulturelle Identität und wirtschaftliche Lebensbedingungen auf das sexuelle Erleben ein. Sexuelle Funktionsstörungen entstehen nicht im luftleeren Raum – sie sind immer auch **Ausdruck und Spiegel sozialer Realitäten**. Wer sich nicht sicher fühlt, wer sich nicht akzeptiert weiß, wer strukturell benachteiligt, diskriminiert oder entwertet wird, kann Sexualität nicht frei, lustvoll oder selbstbestimmt erleben.

Auch kommunikative Aspekte sind zentral: Viele Paare sprechen nicht offen über ihre sexuellen Wünsche,

Unsicherheiten oder Probleme. Missverständnisse, Tabus, Sprachlosigkeit oder Rollenkonflikte können zu sexueller Entfremdung führen, ohne dass ein organisches Korrelat vorliegt. Umgekehrt kann eine gelingende Kommunikation, ein tragfähiges Beziehungsfundament oder die bewusste Neugestaltung gemeinsamer Intimität eine tiefgreifende Heilwirkung entfalten – unabhängig von der Schwere der körperlichen Beeinträchtigung.

Praktische Relevanz des biopsychosozialen Modells

Ein solcher **integrativer Zugang** verlangt von Behandelnden nicht nur Fachwissen auf den einzelnen Ebenen, sondern auch die Fähigkeit, **diese Ebenen miteinander in Beziehung zu setzen**. In der Praxis bedeutet dies: Sexualmedizin erfordert eine strukturierte Anamnese, die körperliche, psychische und soziale Aspekte gleichermaßen berücksichtigt. Sie verlangt diagnostische Sorgfalt, therapeutische Kreativität und interprofessionelle Kooperation.

Insbesondere der **interdisziplinäre Austausch** zwischen Allgemeinmedizin, Gynäkologie, Urologie, Andrologie, Endokrinologie, Psychosomatik, Psychotherapie, Sexualtherapie, Sozialarbeit und Pflege ist dabei von zentraler Bedeutung. Nur wenn diese Disziplinen nicht isoliert, sondern dialogisch zusammenwirken, kann ein differenziertes Verständnis sexueller Funktionsstörungen entstehen – und daraus ein Behandlungsplan, der der Komplexität der Symptomatik gerecht wird.

Ein solcher Plan berücksichtigt nicht nur organische Befunde, sondern auch subjektive Bedeutungen, Beziehungsdynamiken, Wertehaltungen und Lebenskontexte. Er formuliert keine starren Therapieziele, sondern entwickelt **gemeinsam mit den Betroffenen** Schritte zu einem wieder stimmigen, selbstbestimmten und erfüllenden sexuellen Erleben.

Das biopsychosoziale Modell bietet in der Sexualmedizin keinen methodischen Zusatz, sondern den **strukturierenden Bezugsrahmen einer professionellen, humanistischen und ganzheitlich orientierten Behandlung**. Es anerkennt, dass Sexualität mehr ist als Funktion – nämlich Ausdruck innerer und äußerer Lebensrealität. Eine moderne, verantwortungsvolle Sexualmedizin muss diesem Anspruch gerecht werden: mit Fachlichkeit, Empathie, interdisziplinärem Denken – und mit der Bereitschaft, komplexe Wirklichkeit nicht zu vereinfachen, sondern zu verstehen.

4.9 Literaturverzeichnis Kapital 4

Bancroft, J. (2009). *Human Sexuality and Its Problems* (3rd ed.). Edinburgh: Churchill Livingstone.

Basson, R. (2002). Women's sexual dysfunction: Revised and expanded definitions. *Canadian Medical Association Journal, 166*(11), 1449–1457.

Clayton, A. H., & Balon, R. (2009). The impact of mental illness and psychotropic medications on sexual functioning: The evidence and management. *Journal of Sexual Medicine, 6*(5), 1200–1211. https://doi.org/10.1111/j.1743-6109.2009.01249.x

Corona, G., Lee, D. M., Forti, G., O'Connor, D. B., Maggi, M., & Wu, F. C. (2010). Age-related changes in general and sexual health in middle-aged and older men: Results from the European Male Ageing Study (EMAS). *Journal of Sexual Medicine, 7*(4), 1362–1380. https://doi.org/10.1111/j.1743-6109.2009.01601.x

Derogatis, L. R., & Burnett, A. L. (2008). The epidemiology of sexual dysfunctions. *Journal of Sexual Medicine, 5*(2), 289–300. https://doi.org/10.1111/j.1743-6109.2007.00668.x

Graziottin, A. (2003). The biological basis of female sexual pain disorders. *Journal of Endocrinological Investigation, 26*(3 Suppl), 115–121.

Kingsberg, S. A., & Woodard, T. (2015). Female sexual dysfunction: Focus on low desire. *Obstetrics and Gynecology, 125*(2), 477–486. https://doi.org/10.1097/AOG.0000000000000661

Laumann, E. O., Paik, A., & Rosen, R. C. (1999). Sexual dysfunction in the United States: Prevalence and predictors. *Journal of the American Medical Association, 281*(6), 537–544. https://doi.org/10.1001/jama.281.6.537

Nicolosi, A., Laumann, E. O., Glasser, D. B., Moreira Jr, E. D., Paik, A., & Gingell, C. (2004). Sexual behavior and sexual dysfunctions after age 40: The global study of sexual attitudes and behaviors. *Urology, 64*(5), 991–997. https://doi.org/10.1016/j.urology.2004.06.055

Reed, G. M., Drescher, J., Krueger, R. B., Atalla, E., Cochran, S. D., First, M. B., ... Saxena, S. (2016). Disorders related to sexuality and gender identity in the ICD-11: Revising the ICD-10 classification based on current scientific evidence and best clinical practices. *World Psychiatry, 15*(3), 205–221. https://doi.org/10.1002/wps.20354

Segraves, R. T., & Balon, R. (2014). *Sexual dysfunctions* (2nd ed.). Arlington, VA: American Psychiatric Publishing.

Simon, J. A. (2011). Identifying and treating sexual dysfunction in postmenopausal women: The role of androgens. *Maturitas, 68*(3), 218–226. https://doi.org/10.1016/j.maturitas.2010.11.010

Wylie, K., & Rees, M. (2004). Management of sexual dysfunction in postmenopausal women. *Best Practice &*

Research Clinical Obstetrics & Gynaecology, 18(1), 185–201. https://doi.org/10.1016/j.bpobgyn.2003.10.008

5. Diagnostik sexueller Funktionsstörungen

Die Diagnostik sexueller Funktionsstörungen ist eine anspruchsvolle und gleichzeitig äußerst sensible Aufgabe, die weit über die bloße Feststellung von Symptomen hinausgeht. Sie erfordert nicht nur eine präzise medizinische und psychologische Untersuchung, sondern auch ein tiefes Verständnis für das subjektive Erleben, die Beziehungsdynamik und die biografischen Prägungen der betroffenen Person. Eine professionelle Diagnostik berücksichtigt sowohl objektive Befunde als auch subjektive Beschreibungen, achtet auf implizite Signale und begreift Sexualität als zutiefst persönlichen Ausdruck von Identität, Intimität und Lebensqualität. Diagnostik in diesem Bereich bedeutet daher immer auch Beziehungsgestaltung, therapeutische Allianz und Achtsamkeit gegenüber Grenzen, Tabus und emotionaler Verletzlichkeit.

5.1 Anamnese: sexualmedizinisch, psychologisch, partnerschaftlich

Die fundierte Anamnese ist der zentrale diagnostische Zugang zur Erfassung sexueller Funktionsstörungen. Sie bietet nicht nur Informationen über Symptome, sondern ist oft selbst schon ein therapeutischer Prozess. Die Art und Weise, wie das Gespräch geführt wird, ob sich die betroffene Person verstanden, ernst genommen und nicht bewertet fühlt, bestimmt maßgeblich darüber, wie offen sie über intime Themen sprechen kann.

Die sexualmedizinische Anamnese beginnt mit der genauen Beschreibung der sexuellen Beschwerden. Hierbei ist es entscheidend, wann die Störung zum ersten Mal aufgetreten ist, ob sie situationsabhängig oder generalisiert ist, ob sie kontinuierlich besteht oder episodisch auftritt, und ob sie mit Leidensdruck verbunden ist. Erfragt werden das sexuelle Verlangen, die körperliche Erregbarkeit, das Erleben von Lust, die Orgasmusfähigkeit, das Vorhandensein von Schmerzen sowie die subjektive Bewertung der Sexualität insgesamt.

Die psychologische Dimension umfasst Fragen zu aktuellen und früheren psychischen Erkrankungen, insbesondere Depressionen, Angststörungen, Traumatisierungen oder Essstörungen. Auch das Selbstwertgefühl, das Körperbild, die Fähigkeit zur Entspannung und das Ausmaß innerer Ambivalenz gegenüber Nähe und Sexualität sind relevante Variablen. Von besonderer Bedeutung sind zudem Fragen nach sexuellen Grenzverletzungen, Missbrauchserfahrungen oder beschämenden Situationen, die oftmals nicht spontan erinnert oder benannt werden, sondern eine einfühlsame Gesprächsführung erfordern.

Auf der partnerschaftlichen Ebene werden Aspekte wie emotionale Nähe, Vertrauen, Kommunikationsfähigkeit, Konfliktlösung, sexuelle Interaktion, Rollenverteilung und gegenseitige Wünsche beleuchtet. Es gilt zu klären, ob die sexuelle Störung Ausdruck eines Beziehungsproblems ist oder umgekehrt das partnerschaftliche Gleichgewicht beeinträchtigt. Auch Affären, unerfüllte Kinderwünsche, Machtasymmetrien oder frühere Trennungserfahrungen können in die sexuelle Dynamik hineinwirken.

Die biografische Dimension schließlich betrifft die gesamte sexuelle Entwicklung. Dazu gehören die frühkindliche Sexualität, die elterliche Haltung zur Sexualerziehung, erste sexuelle Kontakte, kulturelle und religiöse Prägungen, sexuelle Orientierung, Coming-out-Erfahrungen, moralische Konflikte und die persönliche Bedeutung von Sexualität im eigenen Lebenskonzept.

Die Anamnese sollte flexibel, dialogisch und personenzentriert geführt werden. Standardisierte Leitfäden können hilfreich sein, dürfen jedoch nicht rigide angewendet werden. Entscheidend ist die Fähigkeit, Raum zu geben, zwischen den Zeilen zu hören und implizite Themen sichtbar zu machen.

5.2 Körperliche Untersuchung und Labordiagnostik

Die körperliche Untersuchung dient der Abklärung organischer Ursachen, die eine sexuelle Funktionsstörung bedingen oder verstärken können. Je nach Symptomatik erfolgt die Untersuchung durch einen spezialisierten Facharzt, meist aus der Urologie, Gynäkologie oder Endokrinologie.

Beim Mann umfasst die körperliche Diagnostik unter anderem die Beurteilung der Penisform, der Schwellkörper, des Skrotalinhalts (Hoden, Nebenhoden), der Prostata (palpatorisch) sowie gegebenenfalls der Brustdrüsen (Hinweis auf endokrine Störungen). Es wird auf Hautveränderungen, Schwellungen, Varikozelen, hormonelle Zeichen (z. B. Gynäkomastie, Knochenschwund) sowie auf Sensibilitätsveränderungen geachtet.

Bei der Frau werden Vulva, Vagina, Klitoris, Damm, Beckenboden und Gebärmutter beurteilt. Besonderes Augenmerk liegt auf Zeichen vaginaler Atrophie, auf Rötungen, Infektionen, Druckschmerz, Narben, Lichen sclerosus oder endometrioseverdächtigen Veränderungen. Auch hier gehört die Beurteilung des allgemeinen endokrinen Status (Brustdrüsen, Körperbehaarung, Körperfettverteilung) zur Grunduntersuchung.

Die Labordiagnostik beinhaltet eine Bestimmung der relevanten Hormone im Serum. Hierzu zählen bei Männern das Gesamttestosteron, freies Testosteron, SHBG (Sexualhormon-bindendes Globulin), Prolaktin, LH, FSH, TSH sowie in Einzelfällen Östradiol. Bei Frauen werden abhängig von Alter und Zyklusphase Estradiol, Progesteron, Testosteron, LH, FSH, Prolaktin, TSH und gegebenenfalls Androstendion und DHEA-S gemessen. Der Zeitpunkt der Blutabnahme (z. B. Zyklusphase, Tageszeit) ist für die korrekte Interpretation essenziell.

Zudem sollten Stoffwechselparameter wie Blutzucker, HbA1c, Lipidprofil, Leber- und Nierenwerte sowie ein Vitamin-D-Status erhoben werden, insbesondere bei Risikokonstellationen. Medikamentenanamnese, Gewohnheiten (Alkohol, Nikotin, Drogen) und Komorbiditäten (z. B. Hypertonie, Diabetes, Adipositas) vervollständigen das somatische Bild.

5.3 Fragebögen, Skalen und psychometrische Verfahren

Die psychometrische Diagnostik bietet strukturierte Möglichkeiten, verschiedene Aspekte der Sexualität systematisch zu erfassen. Sie unterstützt die qualitative Anamnese durch quantitative Aussagen, die im therapeutischen Verlauf auch als Verlaufsparameter dienen können.

Neben den bereits erwähnten Instrumenten wie dem IIEF (International Index of Erectile Function), FSFI (Female Sexual Function Index) oder PEDT (Premature Ejaculation Diagnostic Tool) gibt es zahlreiche spezialisierte Skalen für unterschiedliche Zielgruppen und Fragestellungen. Sie erfassen unter anderem:

- sexuelle Zufriedenheit
- sexuelles Selbstvertrauen

- sexuelles Verlangen
- Orgasmusfähigkeit
- Beziehungszufriedenheit
- sexuelle Reaktionszyklen
- sexuelle Ängstlichkeit
- dysfunktionale Kognitionen

Diese Instrumente liegen in verschiedenen Sprachen und Versionen vor, sind häufig standardisiert und normiert und können sowohl analog als auch digital eingesetzt werden. In der therapeutischen Praxis helfen sie, implizite Themen sichtbar zu machen, das Erleben sprachlich zu strukturieren und Fortschritte dokumentierbar zu machen. Wichtig ist jedoch, dass sie nicht mechanisch angewendet werden, sondern immer in ein therapeutisches Gespräch eingebettet sind.

5.4 Bildgebende Verfahren und funktionelle Diagnostik

Bildgebende Verfahren kommen dann zum Einsatz, wenn eine spezifische organische Ursache vermutet wird, die durch körperliche Untersuchung oder Labordiagnostik nicht ausreichend abbildbar ist. Die farbcodierte Duplexsonographie des Penis erlaubt die Erfassung arterieller Durchflussmuster und venöser Abflussmechanismen. Sie ist insbesondere bei vaskulär bedingter erektiler Dysfunktion ein wertvolles Instrument.

Bei Frauen kann ein transvaginaler Ultraschall Hinweise auf Endometriose, Myome, ovarielle Zysten oder strukturelle Auffälligkeiten geben, die mit Schmerzen oder Libidoverlust in Zusammenhang stehen. Magnetresonanztomographie oder Computertomographie sind eher Ausnahmeuntersuchungen, dienen aber bei neurologischen Auffälligkeiten oder unklaren Beckenbeschwerden zur weiterführenden Abklärung.

Die funktionelle Magnetresonanztomographie wird in der Forschung eingesetzt, um neuronale Korrelate sexueller Erregung zu untersuchen. Sie zeigt Aktivierungen in Arealen wie dem Hypothalamus, dem Nucleus accumbens oder dem orbitofrontalen Kortex. In der Praxis hat sie noch keinen Platz, verdeutlicht aber die neurobiologische Grundlage der Sexualität.

Ergänzend gibt es in spezialisierten Einrichtungen Verfahren wie die Messung der nächtlichen Penistumoreszenz (NPT), die zwischen organischen und psychogenen Erektionsstörungen unterscheiden hilft, sowie EMG-Messungen zur Analyse des Beckenbodentonus bei Vaginismus.

5.5 Interdisziplinäre Diagnostik und multidimensionale Betrachtung

Die umfassende Erfassung sexueller Funktionsstörungen gelingt nur im Rahmen einer interdisziplinären Zusammenarbeit. Sexualität ist kein singuläres Fachgebiet, sondern ein Querschnittsthema, das Urologie, Gynäkologie, Endokrinologie, Neurologie, Psychosomatik, Psychotherapie und Sozialmedizin gleichermaßen betrifft.

In der idealen Konstellation arbeiten Fachpersonen verschiedener Disziplinen eng zusammen, tauschen sich regelmäßig aus und integrieren ihre Perspektiven in eine gemeinsame Fallkonzeption. Diese sollte nicht nur den pathologischen Aspekt, sondern auch die gesunden Anteile, Ressourcen, Kompetenzen und Veränderungswünsche der betroffenen Person berücksichtigen. Die Diagnostik endet daher nicht mit der Klassifikation, sondern bildet den Ausgangspunkt für eine individualisierte, sensible und wirksame Therapie.

5.6 Literaturverzeichnis Kapitel 5

American Urological Association. (2020). *Guideline on the Management of Erectile Dysfunction*. Retrieved from https://www.auanet.org

Bancroft, J. (2009). *Human Sexuality and Its Problems* (3rd ed.). Edinburgh: Churchill Livingstone.

Berner, M. M., Kriston, L., & Mergl, R. (2004). The Female Sexual Function Index: Transcultural adaptation and psychometric validation of a German version. *Journal of Sexual Medicine, 1*(2), 103–114. https://doi.org/10.1111/j.1743-6109.2004.10109.x

Clayton, A. H., Croft, H. A., & Handiwala, L. (2014). Antidepressants and sexual dysfunction: Mechanisms and clinical implications. *Postgraduate Medicine, 126*(2), 91–99. https://doi.org/10.3810/pgm.2014.03.2744

Derogatis, L. R., & Rosen, R. C. (2000). Psychosexual symptom assessment in the age of Viagra: Relevance of the Sexual Function Inventory. *Urology, 56*(6), 902–907. https://doi.org/10.1016/S0090-4295(00)00862-0

Giuliano, F., & Rampin, O. (2004). Neural control of erection. *Physiology & Behavior, 83*(2), 189–201. https://doi.org/10.1016/j.physbeh.2004.08.013

Heiman, J. R. (2002). Psychologic treatments for female sexual dysfunction: Are they effective and do we need them? *Archives of Sexual Behavior, 31*(5), 445–450. https://doi.org/10.1023/A:1019822503653

Kaplan, H. S. (1979). *Disorders of Sexual Desire and Other New Concepts and Techniques in Sex Therapy.* New York: Simon & Schuster.

McCabe, M. P., Sharlip, I. D., Lewis, R., Atalla, E., Balon, R., Fisher, A. D., ... & Segraves, R. T. (2016). Risk factors for sexual dysfunction among women and men: A consensus statement from the Fourth International Consultation on Sexual Medicine 2015. *Journal of Sexual Medicine, 13*(2), 153–167. https://doi.org/10.1016/j.jsxm.2015.12.019

Rosen, R. C., Cappelleri, J. C., Smith, M. D., Lipsky, J., & Peña, B. M. (1999). Development and evaluation of an abridged, 5-item version of the International Index of Erectile Function (IIEF-5) as a diagnostic tool for erectile dysfunction. *International Journal of Impotence Research, 11*(6), 319–326. https://doi.org/10.1038/sj.ijir.3900472

Sadovsky, R. (2005). Clinical utility of the erectile dysfunction inventory of treatment satisfaction (EDITS). *Urology, 65*(2), 20–28. https://doi.org/10.1016/j.urology.2004.10.054

Simon, J. A., & Davis, S. R. (2017). Sexual dysfunction: A clinical approach. *Clinical Obstetrics and Gynecology, 60*(3), 548–563. https://doi.org/10.1097/GRF.0000000000000296

Wiegel, M., Meston, C., & Rosen, R. (2005). The Female Sexual Function Index (FSFI): Cross-validation and development of clinical cutoff scores. *Journal of Sex & Marital Therapy, 31*(1), 1–20. https://doi.org/10.1080/00926230590475206

6. Auswirkungen sexueller Funktionsstörungen

Sexuelle Funktionsstörungen wirken weit über die sexuelle Interaktion hinaus und betreffen zentrale psychische, somatische, partnerschaftliche und gesellschaftliche Dimensionen des menschlichen Lebens. Sexualität ist mehr als ein physiologischer Vorgang; sie ist ein zutiefst identitätsstiftender und beziehungsstrukturierender Ausdruck von Lebendigkeit, Selbstwirksamkeit und Intimität. Entsprechend tiefgreifend sind die Störungen, die in diesem Bereich auftreten. Die Auswirkungen können akut oder chronisch, direkt oder indirekt, individuell oder systemisch sein – sie betreffen nicht nur die betroffene Person selbst, sondern auch Partner, Familienstrukturen und soziale Systeme. Ziel dieses Kapitels ist es, die verschiedenen Wirkebenen differenziert zu analysieren und in ihrem Zusammenwirken verständlich zu machen.

6.1 Auswirkungen auf die Lebensqualität

Eine der zentralen Folgen sexueller Funktionsstörungen ist die Einschränkung der wahrgenommenen Lebensqualität. Zahlreiche empirische Studien belegen, dass sexuelle Zufriedenheit ein relevanter Prädiktor für allgemeines Wohlbefinden, positive Affektlage und körperliche Vitalität ist. Das Erleben von Lust, Erregung, Nähe und Befriedigung ist nicht nur ein physisches, sondern ein zutiefst psychisches Ereignis, das emotionale Regenerationsprozesse, Ich-Stabilisierung und Beziehungsbindung fördert. Wenn dieses Erleben gestört ist, kann sich dies in einem diffusen Gefühl von Leere, Entfremdung, Reizbarkeit oder Anhedonie äußern.

Besonders schwerwiegend ist diese Einschränkung, wenn Sexualität zuvor eine wichtige Ressource für Selbstwert, Stressbewältigung oder partnerschaftliche Stabilität dargestellt hat. Der Verlust dieser Ressource wird von vielen Betroffenen als Einbruch in die eigene Integrität erlebt. Auch das Erleben der eigenen Körperlichkeit, der Beziehungsfähigkeit und der Lebendigkeit wird dadurch nachhaltig beeinträchtigt. Menschen mit sexuellen Funktionsstörungen berichten häufig über den Verlust von Spontaneität, emotionaler Resonanz und der Fähigkeit, sich im Hier und Jetzt körperlich und seelisch hinzugeben.

Diese Einschränkungen wirken nicht isoliert, sondern strahlen auf andere Lebensbereiche aus. Leistungsfähigkeit, emotionale Ausgeglichenheit, berufliches Selbstbewusstsein, soziale Offenheit und sogar Kreativität können durch die persistente Frustration im sexuellen Bereich negativ beeinflusst werden. Dies erklärt, warum viele Patienten in der sexualmedizinischen Sprechstunde nicht primär mit dem sexuellen Symptom, sondern mit Folgeerscheinungen wie Erschöpfung, Reizbarkeit, Schlafstörungen oder psychosomatischen Beschwerden erscheinen.

6.2 Psychische Folgen: Scham, Schuld, Depression, Angst

Die emotionalen Reaktionen auf sexuelle Funktionsstörungen sind ebenso individuell wie tiefgreifend. Besonders häufig sind Schamgefühle, die auf der impliziten Überzeugung beruhen, nicht „normal", nicht „richtig" oder nicht „genug" zu sein. Diese Gefühle entstehen vor dem Hintergrund internalisierter gesellschaftlicher Normen, kultureller Rollenerwartungen und frühkindlicher Prägungen, die Sexualität mit Leistungsfähigkeit, Attraktivität oder sozialer Anerkennung verknüpfen. Die betroffene Person erlebt sich dann nicht nur als „gestört", sondern als existenziell beschädigt oder weniger wert.

Schamgefühle führen häufig zu Rückzug, Vermeidung von Intimität, dem Abbruch sexueller Kontakte oder zur Simulation von sexueller Erregung und Befriedigung. Daraus resultiert oft ein Doppelleben zwischen äußerem Funktionieren und innerem Schmerz. Viele Betroffene beschreiben ein Gefühl von „innerer Abwesenheit" während sexueller Handlungen oder das Erleben von Sexualität als mechanischen, fremdbestimmten Vorgang. Dies kann in der Folge zu Entfremdung vom eigenen Körper, zu dissoziativen Zuständen oder zu einer Depression führen.

Depressive Reaktionen sind besonders häufig bei Personen, deren sexuelle Identität eng mit dem Selbstwert verknüpft ist oder die sich in einer Lebensphase befinden, in der andere Ressourcen – etwa berufliche Stabilität oder soziale Netzwerke – nicht verfügbar sind. Die sexuelle Störung wird dann zur Chiffre eines umfassenderen Lebensgefühls der Wertlosigkeit, des Ungeliebtseins oder der Perspektivlosigkeit. Die anhaltende Frustration, die Angst vor der nächsten sexuellen Begegnung, der Verlust an Lebensfreude und die zunehmende soziale Isolation bilden einen Nährboden für depressive Verstimmungen bis hin zu schweren depressiven Episoden.

Angst spielt ebenfalls eine zentrale Rolle, sowohl als Ursache als auch als Folge sexueller Störungen. Besonders häufig sind leistungsbezogene Ängste, die sich in einem erhöhten inneren Druck, in zwanghaftem Kontrollverhalten oder in vegetativen Übererregungssymptomen äußern. Männer mit Erektionsstörungen berichten häufig über das Gefühl, sich in einem „Testmodus" zu befinden, bei dem jeder sexuelle Kontakt zum Beweis des eigenen Versagens wird. Frauen mit Erregungsstörungen oder Schmerzen beim Geschlechtsverkehr entwickeln oft eine antizipatorische Angst vor Schmerz, Ablehnung oder Übergriffigkeit. Diese Ängste können sich verselbstständigen und in Form von Phobien, generalisierter Angst oder Panikstörungen manifestieren.

6.3 Auswirkungen auf Partnerschaft und soziale Beziehungen

Sexuelle Funktionsstörungen wirken sich unmittelbar auf die partnerschaftliche Interaktion aus. Sexualität ist für viele Paare ein zentraler Ausdruck emotionaler Nähe, gegenseitiger Wertschätzung und erotischer Spannung. Wenn dieser Bereich gestört ist, verschiebt sich häufig die emotionale Balance der Beziehung. Nähe wird gemieden, Berührungen unterbleiben, Gespräche verstummen – aus Angst, das Thema anzusprechen oder alte Konflikte wieder zu entfachen. In der Folge kann es zu Missverständnissen, Schuldzuweisungen oder emotionaler Entfremdung kommen.

Der nicht betroffene Partner fühlt sich häufig zurückgewiesen, verunsichert oder ungewollt. Daraus können sekundäre Kränkungen, Eifersucht oder emotionale Distanz entstehen. Der betroffene Partner wiederum leidet unter Schuldgefühlen, Versagensangst oder der ständigen Angst, Erwartungen nicht zu erfüllen. Diese Dynamik führt nicht selten in einen Teufelskreis aus Vermeidung, Frustration und Resignation. In vielen Fällen wird das Thema Sexualität in der Paarbeziehung vollständig ausgeklammert, was zu einer Entfremdung nicht nur auf erotischer, sondern auch auf emotionaler Ebene führt.

In sozialen Beziehungen erleben viele Betroffene ebenfalls Einschränkungen. Der Rückzug aus Gesprächen über

Sexualität, das Ausweichen vor körperlicher Nähe, das Empfinden der eigenen Sexualität als „defizitär" oder „peinlich" führen oft zu einer Isolierung, die über Jahre hinweg chronifiziert. Besonders in Kontexten, in denen Sexualität als Symbol für Vitalität, Erfolg oder Attraktivität idealisiert wird – etwa in sozialen Netzwerken oder bei jüngeren Menschen –, entstehen zusätzliche Belastungen.

6.4 Soziokulturelle Stigmatisierung und Isolation

Die gesellschaftliche Tabuisierung sexueller Funktionsstörungen ist eines der größten Hindernisse für eine frühzeitige, offene und konstruktive Auseinandersetzung mit dem Thema. Während Sexualität in der Öffentlichkeit allgegenwärtig erscheint – sei es in Medien, Werbung oder digitaler Selbstdarstellung –, bleibt das Sprechen über Störungen im Bereich der Sexualität oftmals mit Scham, Schweigen oder Pathologisierung belegt. Betroffene fühlen sich nicht gesehen, nicht repräsentiert oder gar beschämt. Dieses Missverhältnis zwischen öffentlicher Hypersexualisierung und individueller Erfahrung sexueller Unsicherheit erzeugt eine doppelte Verletzung: die reale Beeinträchtigung und die gesellschaftliche Unsichtbarkeit.

Besonders problematisch ist dies in Kulturen oder Milieus, in denen Sexualität mit Normativität, Leistung oder Geschlechterstereotypen verknüpft ist. Männer erleben ihre Sexualität oft als Ausdruck von Potenz, Handlungsmacht und Selbstbeherrschung. Eine erektile Dysfunktion wird in diesem Zusammenhang nicht als medizinisches, sondern als identitätsbedrohendes Ereignis wahrgenommen. Frauen hingegen werden häufig entweder zur Lustverweigerung oder zur sexuellen Verfügbarkeit erzogen, was dazu führen kann, dass sexuelle Lust mit Schuld, Abhängigkeit oder Kontrollverlust verknüpft wird. Diese inneren Konflikte erschweren nicht nur das Erleben von Sexualität, sondern auch den Zugang zu Hilfe, die als Bloßstellung empfunden wird.

6.5 Sekundäre gesundheitliche Konsequenzen

Sexuelle Funktionsstörungen können eine Vielzahl körperlicher Begleitsymptome nach sich ziehen. Diese reichen von vegetativen Symptomen wie Schlafstörungen, Erschöpfung und Konzentrationsproblemen bis hin zu psychosomatischen Beschwerdebildern wie Reizdarm, Spannungskopfschmerzen oder chronischen Schmerzsyndromen. Die psychophysiologische Verknüpfung zwischen sexueller Frustration und körperlichem Unwohlsein ist komplex, aber gut dokumentiert. In vielen Fällen entwickelt sich ein generalisiertes Körperschema, das von Spannung, Kontrolle und innerer Blockade geprägt ist.

Besonders bei älteren Menschen, bei Menschen mit chronischen Erkrankungen oder nach operativen Eingriffen im urogenitalen Bereich führt die Kombination aus somatischen Einschränkungen, psychischen Belastungen und sexuellen Funktionsstörungen zu einer erheblichen Reduktion der Lebensqualität. Die mangelnde Thematisierung dieser Folgeproblematik im klinischen Alltag führt dazu, dass viele Betroffene sich mit ihrem Problem alleingelassen fühlen.

Zudem bestehen Wechselwirkungen mit der Compliance in der medizinischen Behandlung. Patienten, die unter medikamentös bedingten sexuellen Nebenwirkungen leiden, setzen ihre Medikation häufiger eigenmächtig ab, was die Behandlung anderer Grunderkrankungen erheblich erschwert. Auch die Entscheidung für oder gegen bestimmte Therapien – etwa bei Prostatakarzinomen oder hormonabhängigen Tumoren – wird maßgeblich durch die Angst vor dem Verlust der sexuellen Funktion beeinflusst.

6.6 Literaturverzeichnis Kapitel 6

Bancroft, J. (2009). *Human Sexuality and Its Problems* (3rd ed.). Edinburgh: Churchill Livingstone.

Basson, R. (2001). Human sex-response cycles. *Journal of Sex & Marital Therapy, 27*(1), 33–43.
https://doi.org/10.1080/00926230152035831

Clayton, A. H., & Balon, R. (2009). Sexual dysfunction. In P. Ruiz & E. F. Strain (Eds.), *Lowinson and Ruiz's Substance*

Abuse: A Comprehensive Textbook (5th ed., pp. 768–783). Philadelphia: Lippincott Williams & Wilkins.

Derogatis, L. R., & Burnett, A. L. (2008). The epidemiology of sexual dysfunctions. *Journal of Sexual Medicine, 5*(2), 289–300. https://doi.org/10.1111/j.1743-6109.2007.00668.x

Graziottin, A. (2003). The impact of sexual dysfunction on quality of life. *Journal of Sex & Marital Therapy, 29*(1), 29–34. https://doi.org/10.1080/00926230390154872

Heiman, J. R., & Maravilla, K. R. (2008). Female sexual dysfunction: Imaging and clinical perspectives. *Annual Review of Sex Research, 19*, 122–148. https://doi.org/10.1080/10532528.2008.10559836

Kingsberg, S. A., & Woodard, T. (2015). Female sexual dysfunction: Focus on low desire. *Obstetrics and Gynecology, 125*(2), 477–486. https://doi.org/10.1097/AOG.0000000000000661

Laumann, E. O., Nicolosi, A., Glasser, D. B., Paik, A., Gingell, C., Moreira Jr, E., & Wang, T. (2005). Sexual problems among women and men aged 40–80 years: Prevalence and correlates identified in the Global Study of Sexual Attitudes and Behaviors. *International Journal of Impotence Research, 17*(1), 39–57. https://doi.org/10.1038/sj.ijir.3901250

McCabe, M. P., Sharlip, I. D., Atalla, E., Balon, R., Fisher, A. D., Laumann, E., Lee, S. W., & Segraves, R. T. (2016). Risk factors for sexual dysfunction among women and men: A consensus statement from the Fourth International Consultation on Sexual Medicine 2015. *Journal of Sexual Medicine, 13*(2), 153–167. https://doi.org/10.1016/j.jsxm.2015.12.019

Meston, C. M., & Brotto, L. A. (2010). The impact of aging on sexual function and sexual disorders. *Journal of Sexual Medicine, 7*(1), 5–9. https://doi.org/10.1111/j.1743-6109.2009.01561.x

Nusbaum, M. R. H., Hamilton, C. D., Lenahan, P., & Ferrante, J. (2004). The high prevalence of sexual concerns among women seeking routine gynecologic care. *Journal of Family Practice, 53*(8), 690–694.

Reissing, E. D., Binik, Y. M., Khalifé, S., Cohen, D., & Amsel, R. (2004). Etiological correlates of vaginismus: Sexual and physical abuse, sexual knowledge, sexual self-schema, and relationship adjustment. *Journal of Sex & Marital Therapy, 30*(1), 47–59. https://doi.org/10.1080/00926230490247456

Tiefer, L. (2001). A new view of women's sexual problems. *Journal of Sex & Marital Therapy, 27*(2), 125–139. https://doi.org/10.1080/00926230152035831

Wylie, K., & Rees, M. (2004). Management of sexual dysfunction in postmenopausal women. *Best Practice & Research Clinical Obstetrics & Gynaecology, 18*(1), 185–201. https://doi.org/10.1016/j.bpobgyn.2003.10.008

7. Klassische Behandlungsmethoden sexueller Funktionsstörungen

Die Behandlung sexueller Funktionsstörungen hat sich über Jahrzehnte aus einer Vielzahl medizinischer, psychotherapeutischer und beratungsorientierter Ansätze entwickelt. Klassische Behandlungsmethoden bilden nach wie vor die Grundlage vieler sexualtherapeutischer Konzepte und stehen am Beginn jedes differenzierten Therapieplans. Sie umfassen sowohl somatisch-medizinische als auch psychotherapeutisch-verhaltensorientierte Verfahren, wobei die Wahl und Kombination der Methoden stets individuell erfolgen sollte. Grundlegend ist dabei das Verständnis, dass keine Behandlungsmethode isoliert und universell wirksam ist, sondern stets in den Kontext der spezifischen Problematik, der Biografie der betroffenen Person und der Dynamik der jeweiligen Beziehung eingebettet werden muss. Klassische Verfahren zeichnen sich durch ihre empirisch belegte Wirksamkeit, ihre gute Integration in bestehende Versorgungssysteme sowie ihre vielfach standardisierte Durchführung aus.

7.1 Medizinische Behandlung: Pharmakotherapie und Hormontherapie

Die medizinische Therapie sexueller Funktionsstörungen orientiert sich primär an der **somatischen Grundlage der Störung**. Sie setzt dort an, wo organische, hormonelle oder neurovaskuläre Faktoren nachweislich zur Einschränkung der sexuellen Reaktionsfähigkeit beitragen. In der modernen Sexualmedizin stehen hierfür eine Reihe evidenzbasierter Substanzklassen zur Verfügung, die sowohl die physiologische Erregbarkeit fördern als auch hormonelle Defizite ausgleichen können. Ziel ist dabei nicht nur die Wiederherstellung genitaler Funktion, sondern auch die **Verbesserung der sexuellen Lebensqualität**, des Selbstbildes und der partnerschaftlichen Intimität.

Pharmakologische Therapie bei Männern

Die häufigste Indikation für eine medikamentöse Behandlung bei Männern ist die **erektile Dysfunktion**. Hier gelten die **Phosphodiesterase-5-Hemmer (PDE-5-Hemmer)** als erste Wahl. Zu dieser Substanzklasse gehören:

- **Sildenafil**
- **Tadalafil**
- **Vardenafil**
- **Avanafil**

Diese Medikamente entfalten ihre Wirkung durch die **Verstärkung des Stickstoffmonoxid (NO)-vermittelten Signalwegs** im Corpus cavernosum. NO führt zur Freisetzung von zyklischem Guanosinmonophosphat (cGMP), welches eine Erschlaffung der glatten Muskulatur und damit eine verbesserte Durchblutung der Schwellkörper ermöglicht. PDE-5-Hemmer hemmen den Abbau von cGMP, verlängern damit die vasodilatatorische Wirkung und erleichtern die auf sexuelle Stimulation angewiesene Erektion.

Die **Wirksamkeit der PDE-5-Hemmer** ist durch eine Vielzahl randomisierter, placebokontrollierter Studien belegt. Sie gelten als gut verträglich und erzielen bei der Mehrheit der Patienten eine signifikante Verbesserung der Erektionsfähigkeit. Unterschiede bestehen hinsichtlich Wirkeintritt, Wirkungsdauer und Verträglichkeit – Tadalafil etwa wirkt über bis zu 36 Stunden, während Sildenafil eine kürzere Halbwertszeit besitzt. Unerwünschte Wirkungen wie Kopfschmerzen, Flush, Nasenverstopfung oder dyspeptische Beschwerden sind meist mild und dosisabhängig.

Kontraindikationen bestehen vor allem bei gleichzeitiger Einnahme von **nitrathaltigen Präparaten** oder bei **instabilen kardiovaskulären Erkrankungen**, da durch die Vasodilatation potenziell gefährliche Blutdruckabfälle auftreten können. Eine sorgfältige kardiologische Abklärung ist daher insbesondere bei älteren Patienten oder bei multipler Komorbidität unerlässlich.

Hormonelle Therapien bei Männern

Ein weiterer etablierter medikamentöser Ansatz ist die **Testosteronsubstitutionstherapie (TRT)**. Sie ist indiziert bei einem klinisch relevanten Testosteronmangel (z. B. bei primärem oder sekundärem Hypogonadismus), der mit Symptomen wie Libidoverlust, Erektionsstörung, Energielosigkeit, Stimmungsschwankungen und verminderter Muskelkraft einhergeht.

Die Testosterontherapie kann in verschiedenen Applikationsformen erfolgen:

- **Intramuskuläre Injektionen** (Testosteronenantat oder -undecanoat in Depotform)
- **Transdermale Gele oder Pflaster**
- **Orale Kapseln** (seltener, wegen variabler Resorption)

Die Wirksamkeit in Bezug auf Libido, Erektionsfähigkeit, allgemeines Wohlbefinden und Körperkomposition ist in Studien gut belegt, vorausgesetzt die Indikation ist korrekt gestellt. Eine TRT erfordert jedoch **regelmäßige Laborkontrollen** (Gesamttestosteron, freies Testosteron, PSA, Hämatokrit, Leberwerte) sowie eine differenzierte **Risiko-Nutzen-Abwägung**. Risiken umfassen unter anderem eine **Prostatahyperplasie**, potenzielle Förderung bestehender Prostatakarzinome, **Polyglobulie** durch Hämatokritanstieg, sowie selten **kardiovaskuläre Zwischenfälle**.

Die Therapie sollte **nicht als Lifestyle-Maßnahme**, sondern ausschließlich bei nachgewiesenem Mangelzustand und symptomatischer Belastung erfolgen. Eine zu liberale Verordnung ohne Langzeitkontrolle ist aus sexualmedizinischer und endokrinologischer Sicht abzulehnen.

Pharmakologische und hormonelle Therapie bei Frauen

Auch bei Frauen können medikamentöse Ansätze zur Behandlung sexueller Funktionsstörungen hilfreich sein – insbesondere im Kontext hormoneller Umstellungen oder gynäkologischer Veränderungen. Die häufigsten Indikationen betreffen:

- **Libidomangel** in der Peri- oder Postmenopause
- **Vaginale Atrophie** mit Dyspareunie
- **Hormonmangel-bedingte Erregungs- oder Orgasmusstörungen**

Zur Behandlung der **vaginalen Atrophie** infolge des postmenopausalen Östrogenabfalls kommen **lokale Östrogentherapien** in Form von Cremes, Tabletten oder Vaginalzäpfchen zum Einsatz. Sie verbessern Schleimhautdicke, Durchblutung, pH-Wert und Lubrikation und führen häufig zu einer deutlichen Reduktion von Schmerzen beim Geschlechtsverkehr. Da die systemische Aufnahme gering ist, gelten diese Präparate auch bei älteren Patientinnen als sicher.

Für Frauen mit **libidinalem Rückgang** im Rahmen der hormonellen Umstellung kann eine **niedrig dosierte Testosterontherapie** hilfreich sein. Zahlreiche Studien zeigen positive Effekte auf sexuelles Verlangen, Erregbarkeit und Orgasmusfähigkeit – insbesondere bei Frauen mit vorherigem aktiven Sexualleben und hormonell bedingter Veränderung. Die Dosierung erfolgt in der Regel in Form transdermaler Gele mit sehr niedriger Konzentration. Eine sorgfältige Kontrolle auf **androgene Nebenwirkungen** wie Akne, Hirsutismus oder Stimmveränderungen ist unerlässlich.

Spezifische pharmakologische Ansätze

Bei Männern mit **vorzeitigem Samenerguss** (Ejaculatio praecox) haben sich **Serotonin-Wiederaufnahmehemmer (SSRI)** in niedriger Dosierung als wirksam erwiesen. Präparate wie Dapoxetin (zugelassen als Bedarfstherapie) oder Off-Label-Gaben von Paroxetin, Sertralin oder Fluoxetin verlängern die intravaginale Latenzzeit durch eine erhöhte serotonerge Hemmung des Ejakulationsreflexes.

Diese Präparate können sowohl als **Bedarfsmedikation** (etwa 1–3 Stunden vor dem Geschlechtsverkehr) als auch in **niedrig dosierter Dauertherapie** verabreicht werden.

Nebenwirkungen sind meist mild, jedoch ist die individuelle Toleranz zu prüfen.

Bei **hypoaktiver sexueller Luststörung (HSDD)** der Frau wurden in den letzten Jahren Substanzen wie **Flibanserin** (zentral wirksames serotonerges Modulatorpräparat) oder **Bremelanotid** (Melanocortinrezeptoragonist) untersucht und teilweise zugelassen. Die Wirkung ist moderat, die Akzeptanz und Anwendung aufgrund von Nebenwirkungen, Kosten und gesellschaftlicher Debatte um die "Pharmakologisierung der weiblichen Lust" begrenzt.

Psychopharmaka und Sexualität

Ein wichtiger Aspekt ist die Berücksichtigung der **sexuellen Nebenwirkungen psychotroper Medikamente**. Viele Antidepressiva, Neuroleptika, Antiepileptika oder Benzodiazepine wirken sexualdämpfend – entweder durch Dopaminblockade, serotonerge Hemmung oder hormonelle Sekundäreffekte. Eine bewusste Auswahl psychotroper Präparate mit möglichst geringen Auswirkungen auf die Sexualfunktion – etwa durch den Einsatz von Bupropion, Mirtazapin oder Agomelatin – kann in vielen Fällen helfen, die therapeutische Wirkung mit sexueller Integrität zu vereinbaren.

Die medizinische Behandlung sexueller Funktionsstörungen bietet eine Vielzahl pharmakologischer und hormoneller Interventionsmöglichkeiten, die in vielen Fällen zu einer signifikanten Verbesserung der sexuellen Funktion und Lebensqualität führen können. Voraussetzung ist jedoch eine **sorgfältige Indikationsstellung**, eine **individuelle Risikoabschätzung**, eine **kontinuierliche ärztliche Begleitung** und – nicht zuletzt – die **Integration der medizinischen Therapie in ein ganzheitliches biopsychosoziales Behandlungskonzept**. Denn auch die wirksamste Substanz entfaltet ihr Potenzial nur dann, wenn sie in ein therapeutisches Klima von Aufklärung, Vertrauen und partnerschaftlicher Kommunikation eingebettet ist.

7.2 Verhaltenstherapeutische Techniken

Die Verhaltenstherapie gilt als eine der klassischen und zugleich am häufigsten eingesetzten psychotherapeutischen Methoden zur Behandlung sexueller Funktionsstörungen. Ihre Stärke liegt in der **konkreten, erfahrungsbasierten Arbeit an beobachtbarem Verhalten**, an Reiz-Reaktions-Mustern, an erlernten Vermeidungsstrategien und an kognitiven Verzerrungen, die das sexuelle Erleben einschränken oder blockieren können. Verhaltenstherapie versteht sexuelles Verhalten nicht als statische Eigenschaft, sondern als **modifizierbares Interaktionsmuster**, das durch Lernen, Wiederholung, Erwartung und situative Einflüsse geformt wird – und deshalb auch gezielt verändert werden kann.

Zentrale Grundannahmen der verhaltenstherapeutischen Sexualtherapie sind:

- Sexualität ist erlernt und erlernbar.
- Sexuelle Störungen sind häufig Folge dysfunktionaler Lernprozesse, negativer Erfahrungen oder inadäquater Erwartungen.
- Durch systematische Übungen, Reizkontrolle, kognitive Umstrukturierung und partnerschaftliche Kommunikation kann sexuelles Erleben verbessert werden.

Sensate-Focus-Programm nach Masters und Johnson

Das international bekannteste verhaltenstherapeutische Verfahren zur Behandlung sexueller Funktionsstörungen ist das von **William Masters und Virginia Johnson** in den 1960er-Jahren entwickelte **Sensate-Focus-Programm**. Dieses strukturierte Stufenmodell beruht auf der Idee, dass sexueller Leistungsdruck, Zielorientierung und Angst vor Versagen zentrale hemmende Faktoren für sexuelles Erleben sind. Durch eine bewusst **zielbefreite, schrittweise Re-Annäherung an körperliche Nähe** soll der Zugang zu lustvollen, spontanen und nicht-erwartungsgesteuerten Körpererfahrungen wiederhergestellt werden.

In der ersten Phase berühren sich die Partner ausschließlich nicht-genital, ohne die Absicht sexueller Stimulation oder Penetration. Es geht um das Wahrnehmen von Temperatur, Textur, Druck, Nähe und Reaktion. Erst in späteren Phasen werden genitales Streicheln, orale Stimulation und schließlich koitale Begegnungen eingeführt – jeweils begleitet von Anleitung, Reflexion und Feedback. Der Fokus liegt dabei **nicht auf sexueller Funktion, sondern auf Körperbewusstsein, Achtsamkeit und emotionaler Verbundenheit**. Die Methode eignet sich sowohl bei Lustlosigkeit, Erregungsstörungen, Orgasmusstörungen als auch bei partnerschaftlichen Entfremdungsprozessen.

Stop-Start-Technik bei Ejaculatio praecox

Bei Männern mit vorzeitigem Samenerguss hat sich die sogenannte **Stop-Start-Technik** bewährt, die auf sexuelle Selbstbeobachtung, Reizdifferenzierung und Reaktionshemmung abzielt. Der Patient – entweder allein oder mit Partnerin oder Partner – wird angeleitet, die sexuelle Erregung bis kurz vor dem Punkt der Unvermeidlichkeit der Ejakulation zu steigern und dann **die Stimulation zu unterbrechen**, bis das Erregungsniveau wieder absinkt. Dieses Verfahren wird über mehrere Wochen wiederholt und soll langfristig die Kontrolle über den Ejakulationsreflex verbessern.

Die Methode basiert auf lerntheoretischen Prinzipien der **klassischen und operanten Konditionierung**: Die sexuelle Erregung wird von der reflexhaften Ejakulation entkoppelt und durch wiederholtes differenziertes Reaktionslernen in einen willentlich beeinflussbaren Prozess überführt. In der Praxis ist Geduld, Training und Offenheit erforderlich, wobei der therapeutische Prozess auch emotionale Themen wie Leistungsangst, Selbstwertgefühl oder Beziehungsdynamik berücksichtigt.

Systematische Desensibilisierung bei sexuellen Ängsten

Ein weiteres zentrales Instrument der verhaltenstherapeutischen Sexualtherapie ist die **systematische Desensibilisierung** – ein Verfahren zur Behandlung von **sexuell konnotierten Ängsten, Phobien oder aversiven Reaktionen**. Die Methode basiert auf dem Prinzip der **Gegenkonditionierung**, bei dem angstbesetzte Stimuli mit Entspannungsreaktionen verbunden werden. Der Patient erstellt zunächst eine individuelle Angsthierarchie – beispielsweise von der Vorstellung, sich nackt zu zeigen, bis hin zum Geschlechtsverkehr – und wird dann schrittweise mit diesen Szenarien konfrontiert, zunächst in der Vorstellung, später real, begleitet von Entspannungstechniken wie progressiver Muskelrelaxation oder Atemarbeit.

Diese Methode eignet sich besonders für Menschen mit sexueller Aversion, posttraumatischen Reaktionen, Berührungsängsten, Vaginismus oder generalisierter sexueller Hemmung. Ziel ist es, eine **emotionale Neubewertung sexueller Reize** zu ermöglichen und Vermeidungsverhalten durch kontrollierte, positive Erfahrung zu ersetzen.

Kognitive Umstrukturierung

Verhaltenstherapeutische Verfahren werden heute fast immer durch **kognitive Interventionen** ergänzt. Dabei geht es um die Identifikation, Überprüfung und Veränderung von **dysfunktionalen Denkmustern und irrationalen Überzeugungen** im Zusammenhang mit Sexualität. Häufige Themen sind:

- „Ich muss immer funktionieren."
- „Wenn ich keinen Orgasmus habe, ist der Sex gescheitert."
- „Ich bin nicht attraktiv genug für meinen Partner."
- „Sex muss spontan und perfekt sein."

Solche Gedanken erzeugen Druck, Scham, Versagensangst und negative Selbstwahrnehmung. In der kognitiven Umstrukturierung werden diese Überzeugungen bewusst gemacht, hinterfragt und durch **realitätsgerechte, akzeptierende und selbstfürsorgliche Gedanken ersetzt**. Dieser

Prozess wird durch Reflexion, Tagebucharbeit, dialogische Techniken oder gezielte Re-Attribution unterstützt.

Einbezug des Partners

Ein zentraler Bestandteil verhaltenstherapeutischer Sexualtherapie ist der **Einbezug des Partners oder der Partnerin**, sofern eine Beziehung besteht. Da viele sexuelle Störungen in der Interaktion wurzeln – etwa durch Kommunikationsprobleme, Machtasymmetrien, unausgesprochene Konflikte oder gegenseitige Fehlinterpretationen – ist eine **dyadische Perspektive** unerlässlich. Die gemeinsame Arbeit kann dabei helfen, Missverständnisse zu klären, emotionale Nähe wiederherzustellen und neue Formen der sexuellen Begegnung zu entwickeln.

Verhaltenstherapeutisch orientierte Paararbeit umfasst z. B. die Schulung partnerschaftlicher Kommunikation, das Erlernen neuer Reaktionsmuster, Rollenspiele, gemeinsame Körperübungen oder die Erarbeitung eines „sexuellen Neubeginns". Besonders hilfreich ist dies bei **langjährigen Paaren**, bei denen sich sexuelle Monotonie, Rückzug oder Konflikte chronifiziert haben.

Die Verhaltenstherapie bietet eine breite Palette gut strukturierter, wissenschaftlich fundierter Methoden zur Behandlung sexueller Funktionsstörungen. Ihre Stärke liegt in der **konkreten Anwendbarkeit**, der Möglichkeit zur

Selbstbeobachtung, der Einübung **alternativer Handlungsmuster** und der Förderung **emotionaler Sicherheit**. Indem sie körperliche Erfahrung, kognitive Reflexion und partnerschaftliche Interaktion miteinander verbindet, ermöglicht sie vielen Patientinnen und Patienten einen **nachhaltigen Zugang zu lustvoller, selbstbestimmter und erfüllter Sexualität.**

7.3 Paartherapie und sexualtherapeutische Gespräche

Da viele sexuelle Funktionsstörungen in einer interpersonellen Dynamik verankert sind, ist die Arbeit mit dem Paar ein zentraler Bestandteil klassischer Behandlungsmethoden. Die Paartherapie zielt darauf ab, Kommunikationsmuster, emotionale Verstrickungen, Machtasymmetrien und unausgesprochene Bedürfnisse sichtbar zu machen und zu transformieren. Die sexuelle Störung wird dabei nicht isoliert behandelt, sondern als Symptom einer gestörten Beziehungsgestaltung verstanden. Im Mittelpunkt stehen die Wiederherstellung von Vertrauen, die Förderung von emotionaler Nähe und die Auseinandersetzung mit unausgesprochenen Konflikten.

Sexualtherapeutische Gespräche können im Einzel- oder Paarkontext stattfinden. Sie bieten einen geschützten Raum zur Reflexion über Erwartungen, Fantasien, Ängste, Grenzen und Bedürfnisse. Die Sprache selbst wird dabei zum therapeutischen Medium, das hilft, Scham abzubauen,

Sprachlosigkeit zu überwinden und sich wieder als sexuelles Subjekt zu erleben. Viele Menschen haben nie gelernt, über ihre Sexualität zu sprechen – weder im positiven noch im problemorientierten Sinne. Der therapeutische Dialog ermöglicht es, neue sprachliche und emotionale Zugänge zu sich selbst und zum anderen zu entwickeln.

Inhalte solcher Gespräche sind häufig: die Geschichte der Sexualität in der Beziehung, die Definition von Intimität, der Umgang mit Konflikten, Rollenbilder, sexuelle Drehbücher, Beziehungsregeln und die Frage nach dem Stellenwert von Sexualität im Alltag. Die Gespräche helfen auch, realistische Erwartungen zu entwickeln, den Druck zu reduzieren und kreative Lösungen zu finden, wie Nähe, Lust und gegenseitige Wertschätzung wieder Raum finden können – auch bei bestehenden körperlichen Einschränkungen.

7.4 Edukation, Sexualaufklärung und Beratung

Ein häufig unterschätzter, aber zentraler Bestandteil klassischer Behandlung ist die edukative Komponente. Viele sexuelle Probleme beruhen nicht auf pathologischen Zuständen, sondern auf mangelndem Wissen, fehlerhaften Annahmen oder fehlenden Modellen von erfüllter Sexualität. Die Aufklärung über die Vielfalt sexueller Ausdrucksformen, über normale altersabhängige Veränderungen, über physiologische Reaktionsweisen und über den Einfluss von

Lebensstil, Krankheit oder Medikamenten ist daher ein elementarer Baustein jeder Behandlung.

Edukation kann in Form von Einzelgesprächen, Gruppenangeboten, Literaturhinweisen oder Medienempfehlungen erfolgen. Dabei ist es wichtig, individuell angepasste Informationen zu geben, kulturelle Hintergründe zu berücksichtigen und nicht normativ zu belehren. Gute sexualmedizinische Beratung klärt auf, ohne zu pathologisieren, gibt Orientierung, ohne zu bewerten, und eröffnet neue Möglichkeiten, ohne Druck auszuüben.

Besondere Bedeutung hat die Beratung bei Menschen mit chronischen Erkrankungen, Behinderungen oder nach operativen Eingriffen. Hier kann die Re-Definition von Sexualität, der Einbezug nicht-genitaler Formen der Intimität oder die Nutzung von Hilfsmitteln helfen, Sexualität wieder als positive Ressource zu erleben.

7.5 Indikation und Grenzen klassischer Methoden

Klassische Behandlungsmethoden sexueller Funktionsstörungen sind in vielen Fällen wirksam, gut erprobt und in standardisierten Programmen verfügbar. Dennoch haben sie auch Grenzen. Nicht alle Störungen sind durch verhaltenstherapeutische Übungen oder medikamentöse Interventionen vollständig zu lösen. Tiefgreifende Persönlichkeitsstrukturen, unbewusste Konflikte, schwere

Traumatisierungen oder komplexe somatische Grunderkrankungen erfordern oft eine zusätzliche therapeutische oder medizinische Begleitung.

Zudem hängt der Erfolg klassischer Methoden wesentlich von der Motivation, der Beziehungsdynamik und dem psychosozialen Umfeld der Betroffenen ab. Eine Patientin, die nie gelernt hat, sich selbst als sexuelles Wesen wahrzunehmen, wird mit einem Sensate-Focus-Programm alleine keine stabile sexuelle Identität aufbauen können. Ein Paar, das seit Jahren keine körperliche Nähe mehr teilt, kann nicht allein durch Instruktionen zur Berührung eine erfüllte Sexualität wiederherstellen. Klassische Methoden sind wirksam – aber sie sind keine Patentrezepte. Sie benötigen empathische Anwendung, Anpassung an die Lebensrealität der Betroffenen und eine tiefere Integration in umfassendere Behandlungskonzepte.

7.6 Literaturverzeichnis Kapitel 7

American Urological Association. (2020). *Guideline on the Management of Erectile Dysfunction*. Retrieved from https://www.auanet.org

Bancroft, J. (2009). *Human Sexuality and Its Problems* (3rd ed.). Edinburgh: Churchill Livingstone.

Basson, R. (2005). Women's sexual dysfunction: Revised and expanded definitions. *Canadian Medical Association*

Journal, 172(10), 1327–1333.
https://doi.org/10.1503/cmaj.1020174

Derogatis, L. R., & Burnett, A. L. (2008). The epidemiology of sexual dysfunctions. *Journal of Sexual Medicine, 5*(2), 289–300. https://doi.org/10.1111/j.1743-6109.2007.00668.x

Heiman, J. R., & LoPiccolo, J. (1988). *Becoming Orgasmic: A Sexual and Personal Growth Program for Women* (rev. ed.). New York: Simon & Schuster.

Kaplan, H. S. (1974). *The New Sex Therapy: Active Treatment of Sexual Dysfunctions.* New York: Brunner/Mazel.

Laumann, E. O., Paik, A., & Rosen, R. C. (1999). Sexual dysfunction in the United States: Prevalence and predictors. *Journal of the American Medical Association, 281*(6), 537–544. https://doi.org/10.1001/jama.281.6.537

Masters, W. H., & Johnson, V. E. (1970). *Human Sexual Inadequacy.* Boston: Little, Brown and Company.

McCabe, M. P., & Connaughton, C. (2014). Psychosocial factors associated with male sexual dysfunction: The role of depression, anxiety, and stress. *Journal of Sex Research, 51*(2), 152–159. https://doi.org/10.1080/00224499.2012.716874

McCarthy, B. W., & McCarthy, E. J. (2003). Strategies and techniques of brief sex therapy. In S. R. Leiblum & R. C.

Rosen (Eds.), *Principles and Practice of Sex Therapy* (4th ed., pp. 229–258). New York: Guilford Press.

Rosen, R. C., & Leiblum, S. R. (2002). Treatment of sexual dysfunction in men and women: An update. *Archives of Sexual Behavior, 31*(5), 511–535. https://doi.org/10.1023/A:1020612023397

Wylie, K. R., & Daines, B. (2006). *Essential Sexual Health.* Chichester, UK: John Wiley & Sons.

8. Neue Entwicklungen in der Therapie sexueller Funktionsstörungen

Die Behandlung sexueller Funktionsstörungen befindet sich in einem kontinuierlichen Wandel, der durch interdisziplinäre Forschung, gesellschaftlichen Wandel, technologische Innovationen und eine zunehmende Öffnung für diversitätssensible Perspektiven geprägt ist. Während klassische Ansätze weiterhin ihre Bedeutung behalten, hat sich das Verständnis sexueller Störungen entscheidend verändert: weg von rein mechanistischen Modellen hin zu dynamisch-interaktionellen Konzepten, die das Zusammenspiel von biologischen, psychischen, sozialen und kulturellen Faktoren betonen. Neue Entwicklungen berücksichtigen nicht nur die Komplexität des sexuellen Erlebens, sondern auch die strukturellen Bedingungen, unter denen Sexualität stattfindet. Sie erweitern die therapeutischen Möglichkeiten um achtsamkeitsbasierte, körperorientierte, digitale, neurobiologisch fundierte und gesellschaftskritisch reflektierte Ansätze.

8.1 Integrative sexualtherapeutische Konzepte

Die therapeutische Arbeit mit sexuellen Funktionsstörungen stellt eine besondere Herausforderung dar, weil Sexualität nicht nur eine körperliche Funktion, sondern ein vielschichtiger Ausdruck innerer und äußerer Lebensrealität ist. Die zunehmende Erkenntnis, dass sexuelle Probleme nur selten monokausal bedingt sind, sondern in einem Geflecht aus körperlichen, psychischen, sozialen und kulturellen Einflüssen entstehen, hat in den letzten Jahrzehnten zur Entwicklung integrativer Therapiekonzepte geführt. Diese verfolgen keinen dogmatischen Zugang, sondern verbinden verschiedene therapeutische Richtungen zu einem **situations- und personenbezogenen Behandlungsansatz**.

Integrative Therapie bedeutet dabei nicht das additive Nebeneinander unterschiedlicher Methoden, sondern deren **dynamische, kontextabhängige Verbindung** im Dienst eines vertieften Verständnisses der individuellen Symptomatik. Die sexuelle Funktionsstörung wird nicht als isoliertes Defizit betrachtet, sondern als **sinnhafter Ausdruck** innerer Spannungen, Beziehungsdynamiken, Körpererfahrungen oder ungelöster biografischer Themen. Ziel ist es, durch ein mehrdimensionales Vorgehen **nicht nur die Funktion zu verbessern**, sondern den Menschen in seiner gesamten sexuellen Entwicklung zu begleiten.

Theoretische Fundierung und diagnostische Grundhaltung

Integrative Konzepte basieren in der Regel auf dem **biopsychosozialen Modell**, das körperliche, psychische und soziale Aspekte der Sexualität miteinander in Beziehung setzt. Ergänzt wird es durch **entwicklungspsychologische, systemische, tiefenpsychologische** und

körperpsychotherapeutische Perspektiven, je nach Ausrichtung des Behandelnden.

Eine integrative Diagnostik erfasst daher nicht nur Symptome, sondern auch **Lebensgeschichte, Beziehungsstruktur, emotionale Verfügbarkeit, Selbstregulationsfähigkeiten, Körperbild, gesellschaftliche Rollenerwartungen und Sinnfragen**. Therapeutinnen und Therapeuten stellen nicht in erster Linie Fragen nach dem „Was funktioniert nicht?", sondern nach dem „Was wird durch das Symptom ausgedrückt – und was fehlt, um wieder in Beziehung zu kommen?" Diese Haltung ermöglicht es, **Sexualität nicht nur funktional, sondern auch existenziell zu verstehen**: als Ausdruck von Verbundenheit, Selbstwert, Identität, Lebensfreude und psychischer Kohärenz.

Methodische Vielfalt: Von Verhalten bis Körper

Ein zentrales Merkmal integrativer Sexualtherapie ist die methodische Flexibilität. Je nach Ausgangslage werden Elemente aus verschiedenen Richtungen kombiniert:

- **Verhaltenstherapeutische Übungen** wie Sensate-Focus oder Stop-Start-Techniken helfen, Körperwahrnehmung, Kontrolle und sexuelle Reaktionsfähigkeit gezielt zu fördern.

- **Systemische Paarinterventionen** ermöglichen die Bearbeitung partnerschaftlicher

Kommunikationsmuster, Rollenerwartungen und unausgesprochener Konflikte.

- **Körperpsychotherapeutische Verfahren** – etwa nach Reich, Lowen, Boyesen oder neueren somatischen Modellen – adressieren muskuläre Spannungsmuster, affektive Blockaden und abgespaltene Körperempfindungen. Sie fördern eine Re-Integration von Emotion und körperlicher Präsenz.

- **Kognitive Umstrukturierung** dient der Identifikation und Transformation von hinderlichen Überzeugungen, Leistungsansprüchen, moralischen Bewertungen und starren Skripten.

- **Tiefenpsychologische Elemente** bringen unbewusste Konflikte, biografisch verankerte Prägungen oder übernommene Beziehungsmuster ins Bewusstsein und ermöglichen eine emotionale Neuverarbeitung.

- **Mentalisierungsfördernde Interventionen** unterstützen die Fähigkeit, eigene und fremde innere Zustände zu erkennen, zu benennen und in Zusammenhang zu bringen – ein zentraler Faktor für Intimität und Empathie.

Diese Techniken werden nicht starr angewandt, sondern in einem **prozesshaften, dialogischen Verlauf** miteinander verwoben. Die Therapeutin oder der Therapeut begleitet die Patientin oder den Patienten dabei, **bisher abgespaltene, unbewusste oder schambesetzte Anteile der Sexualität wieder zu integrieren**, neue Zugänge zu Lust und Körperlichkeit zu entwickeln und sich selbst als sexuelles Subjekt zu erleben.

Anwendungsbeispiel: Lustlosigkeit bei einer Frau in der Lebensmitte

Ein klassisches Beispiel für die Anwendung eines integrativen Ansatzes ist die Behandlung einer Frau mit sexueller Appetenzstörung in der Lebensmitte. Ein rein medizinischer Zugang würde möglicherweise auf eine hormonelle Untersuchung und eine lokale Östrogentherapie fokussieren. Ein verhaltenstherapeutischer Zugang könnte mit einem Sensate-Focus-Programm zur Reaktivierung der Körperwahrnehmung beginnen. Doch ein integrativer Ansatz würde darüber hinausgehen und folgende Fragen einbeziehen:

- Gibt es ungelöste Beziehungskonflikte oder emotionale Verletzungen innerhalb der Partnerschaft?

- Wie ist das Körperbild nach Geburt(en), Menopause oder anderen Veränderungen?

- Welche Vorstellungen von weiblicher Sexualität wurden übernommen – und welche davon blockieren heute die Lust?

- Wie reguliert die Patientin ihre Affekte? Gibt es somatisierte Emotionen oder eine Tendenz zur Selbstvermeidung?
- Welche biografischen Erfahrungen haben das sexuelle Selbstwertgefühl geprägt?

Auf Basis dieser Informationen können körpertherapeutische Zugänge, imaginative Techniken, Paararbeit und kognitive Interventionen kombiniert werden – stets unter dem Fokus, das sexuelle Symptom nicht als Fehlfunktion, sondern als **Ausdruck innerer Spannung, Überforderung oder Entwicklungspotenzial** zu verstehen.

Fokus auf Entwicklung statt Reparatur

Integrative Therapie begreift Sexualität nicht als etwas, das „wieder funktionieren muss", sondern als **lebenslangen Prozess**, in dem es immer wieder zu Brüchen, Wandel, Neuorientierung und Reifung kommt. Im Zentrum steht daher nicht die Reparatur eines gestörten Sexualverhaltens, sondern die **Förderung von Bewusstheit, Selbstempathie, Beziehungsfähigkeit und emotionaler Integration**. Dieser Zugang würdigt die Komplexität des sexuellen Erlebens – mit all seinen Widersprüchen, Sehnsüchten und Ängsten – und stellt die Person, nicht das Symptom, in den Mittelpunkt.

Integrative Therapiekonzepte bieten in der Behandlung sexueller Funktionsstörungen einen zukunftsweisenden, tiefgreifenden und menschenfreundlichen Zugang. Sie verbinden methodische Vielfalt mit psychodynamischer Tiefe, körperlicher Präsenz und partnerschaftlicher Reflexion. Indem sie Sexualität als biopsychosoziales und biografisch gewachsenes Beziehungsgeschehen begreifen, ermöglichen sie **nicht nur funktionale Besserung**, sondern auch **persönliches Wachstum, emotionale Heilung und die Wiederentdeckung von Lust als Ausdruck innerer Lebendigkeit**.

8.2 Technologische Innovationen: Telemedizin, Apps, virtuelle Realität

Die fortschreitende Digitalisierung hat in den letzten Jahren auch die Sexualtherapie maßgeblich verändert und neue Formen der Diagnostik, Behandlung und Begleitung ermöglicht, die zunehmend in therapeutische Standardprozesse integriert werden. Vor allem telemedizinische Angebote, insbesondere videobasierte Sitzungen, haben sich in zahlreichen internationalen Studien als wirksam, niedrigschwellig und insgesamt sehr akzeptiert erwiesen. Sie eröffnen neue Perspektiven für Menschen, die aufgrund geografischer Distanz, körperlicher Einschränkungen, chronischer Erkrankungen oder psychischer Belastungen zuvor nur schwer Zugang zu qualifizierter sexualtherapeutischer

Versorgung hatten. Gerade in ländlichen Regionen oder bei eingeschränkter Mobilität, etwa infolge neurologischer Erkrankungen, postoperativer Zustände oder ausgeprägter Angststörungen, stellen digitale Zugänge eine praktikable und entlastende Option dar. Die Nutzung videobasierter Settings in der Sexualtherapie hat gezeigt, dass sie besonders in frühen Phasen der Kontaktaufnahme helfen kann, Barrieren zu senken, Schamgefühle zu reduzieren und ein Gefühl von Kontrolle aufseiten der Patientinnen und Patienten zu fördern. Dabei wird die digitale Beratung in der Regel nicht als Ersatz, sondern vielmehr als komplementäre Ergänzung zum persönlichen Kontakt verstanden. Sie eignet sich vor allem zur Vermittlung psychoedukativer Inhalte, zur Begleitung von Übungsprogrammen im Bereich der Körper- und Sexualwahrnehmung sowie als strukturierter Einstieg in längere, komplexere Therapieprozesse.

Ein besonders wachsender Bereich innerhalb der digitalen Sexualtherapie ist die Entwicklung und Nutzung spezialisierter Apps, die auf unterschiedliche sexuelle Funktionsstörungen abzielen. Diese Anwendungen bieten eine breite Palette an Funktionen, die von Tagebuchfunktionen zur Erfassung sexueller Aktivitäten und Emotionen über sexualpädagogische Informationsangebote bis hin zu konkreten Übungen zur Achtsamkeit, Körperwahrnehmung oder Beckenbodenstärkung reichen. Ein Beispiel hierfür ist die App **Rosy**, die ursprünglich für Frauen mit sexuellen Funktionsstörungen wie Libidoverlust, Schmerzen beim

Geschlechtsverkehr oder Schwierigkeiten beim Orgasmus entwickelt wurde. Rosy bietet evidenzbasierte Inhalte, Audioübungen, Tagebuchfunktionen, Fragebögen und geführte Programme, die in Zusammenarbeit mit Sexualtherapeutinnen erstellt wurden. Sie richtet sich primär an Frauen, die sich selbstständig und diskret mit ihrer Sexualität auseinandersetzen möchten, stellt aber auch die Verbindung zu professioneller Begleitung her. Eine weitere erwähnenswerte App ist **BlueHeart**, die sich insbesondere an Paare richtet, die mit sexueller Frustration, Kommunikationsproblemen oder unterschiedlichem Lustempfinden konfrontiert sind. BlueHeart bietet ein interaktives, modulares Programm mit Audio-Sessions, Reflexionsübungen und Paaraufgaben, das sich flexibel in den Alltag integrieren lässt. Auch **Pelvic Floor First** ist in diesem Zusammenhang zu nennen – eine App, die gezielte physiotherapeutische Übungen zur Stärkung der Beckenbodenmuskulatur vermittelt, was vor allem bei sexuellen Schmerzen, Inkontinenz oder erektiler Dysfunktion von Bedeutung ist. In der männlichen Zielgruppe hat sich zudem **Stigma** als innovatives Beispiel etabliert – eine App, die Männern mit Erektionsstörungen oder pornografisch bedingter sexueller Dysfunktion Tools zur Selbsteinschätzung, Impulskontrolle und sexuellen Reorientierung bereitstellt. Diese Apps zeigen exemplarisch, wie digitale Medien als Instrumente zur Förderung von Selbstwirksamkeit, Bewusstheit und strukturiertem Erleben dienen können.

Ein zukunftsweisendes Feld digitaler Sexualtherapie stellt darüber hinaus die Nutzung virtueller Realität (VR) dar. Erste Pilotprojekte, insbesondere aus den USA, Israel und Skandinavien, nutzen VR-Anwendungen zur Konfrontation mit sexuellen Ängsten, etwa bei sexueller Aversion, posttraumatischer Belastungsstörung nach sexuellen Übergriffen oder stark schambesetzter Körperwahrnehmung. In diesen Settings können mittels 3D-generierter Avatare und virtueller Umgebungen angstbesetzte Szenen kontrolliert simuliert und therapeutisch begleitet werden, ohne die Patientin oder den Patienten realen Belastungen auszusetzen. Die immersive Qualität dieser Technologien erlaubt es, neuronale Muster auf emotionaler Ebene gezielt zu beeinflussen und durch wiederholte, graduierte Exposition eine Neuverknüpfung belasteter Gedächtnisspuren zu erreichen. Ein konkretes Beispiel ist das Projekt **Virtually Better**, das auf die Behandlung von Angst- und Belastungsstörungen spezialisiert ist und mittlerweile auch Module für Sexualtherapie erprobt. In diesen Programmen werden unter anderem Körperbilder simuliert, um Körperakzeptanz zu fördern, oder sexualisierte Interaktionssituationen dargestellt, um Vertrauen und Grenzsetzung in einem geschützten Rahmen zu trainieren. Auch Biofeedback-Systeme wie **EmteqVR** kombinieren virtuelle Realität mit physiologischen Rückmeldungen zur Regulation von Stress und Erregung. Die Möglichkeit, in Echtzeit auf die eigenen physiologischen Reaktionen zu reagieren, eröffnet neue

Ansätze insbesondere für die Behandlung von Erregungsstörungen, sexueller Angst oder Schmerzen.

8.3 Neurowissenschaftliche Zugänge und Pharmakotherapie der Zukunft

Die Fortschritte in der Neurowissenschaft haben das Verständnis sexueller Prozesse auf eine neue Ebene gehoben und ermöglichen heute ein wesentlich differenzierteres und dynamischeres Bild der neurobiologischen Grundlagen sexuellen Verhaltens, als es noch vor wenigen Jahrzehnten möglich war. Zentrale Botenstoffe wie Dopamin, Serotonin, Noradrenalin und Oxytocin stehen im Mittelpunkt dieser Betrachtungen, wobei das komplexe Wechselspiel zwischen diesen Systemen zunehmend als ein fein abgestimmtes neurochemisches Netzwerk verstanden wird, das sowohl kognitive als auch emotionale, körperliche und soziale Aspekte der Sexualität beeinflusst. Dopamin gilt dabei als zentraler Verstärker von Motivation und Belohnung, insbesondere im Kontext sexueller Erwartung, Annäherung und Zielgerichtetheit. Serotonin wirkt demgegenüber eher dämpfend auf sexuelle Impulse, vermittelt aber auch emotionale Regulation und Gelassenheit, was etwa bei der sexuellen Aktivität in stabilen Partnerschaften eine wichtige Rolle spielt. Noradrenalin trägt zur Erregungssteigerung und Aufmerksamkeit bei, während Oxytocin vor allem mit

Bindung, Vertrauen und affektiver Resonanz assoziiert wird.

Auf Basis dieser Erkenntnisse entstehen gegenwärtig neue pharmakologische Strategien, die über die bekannten PDE-5-Hemmer wie Sildenafil, Vardenafil oder Tadalafil hinausgehen. Besonders die intranasale Gabe von Oxytocin steht im Zentrum zahlreicher Studien. In kleineren kontrollierten klinischen Versuchen wurde beobachtet, dass Oxytocin in dieser Darreichungsform bei Personen mit Beziehungsproblemen, Angst vor Nähe oder sexueller Aversion positive Effekte auf das emotionale Empfinden, die Berührungsbereitschaft und die zwischenmenschliche Empathie haben kann. Der intranasale Verabreichungsweg ermöglicht eine direkte Wirkung auf zentrale Hirnareale wie die Amygdala, den Hypothalamus oder das Belohnungssystem. Erste Ergebnisse zeigen, dass durch Oxytocin nicht nur das subjektive Gefühl emotionaler Nähe gesteigert, sondern auch das emotionale Mitschwingen innerhalb einer Partnerschaft verbessert werden kann.

Auch dopaminerge Agonisten wie Apomorphin oder Pramipexol rücken zunehmend in den Fokus, vor allem bei hypoaktiven sexuellen Funktionsstörungen, wie sie im Rahmen depressiver Erkrankungen oder neurodegenerativer Prozesse häufig auftreten. Diese Substanzen wirken zentral stimulierend auf das dopaminerge Belohnungssystem und können dadurch Motivation, sexuelle Neugier und Annäherungsverhalten steigern. In Kombination mit psychotherapeutischer Begleitung lässt sich so eine Reaktivierung sexueller Phantasie und Begehrensfähigkeit fördern. Ebenso werden Melatonin-Rezeptor-Modulatoren wie Ramelteon oder Agomelatin untersucht, die insbesondere bei Menschen mit Schlafstörungen, depressiver Komorbidität und gestörter zirkadianer Rhythmik Wirkung zeigen. Die Regulierung des Schlaf-Wach-Zyklus, verbunden mit einer verbesserten affektiven Stabilität, kann sich indirekt positiv auf sexuelle Erregbarkeit und Intimität auswirken.

Besonders innovativ ist der therapeutische Einsatz psychedelischer Substanzen wie Psilocybin, MDMA (3,4-Methylendioxy-N-methylamphetamin) oder Ketamin. Diese Substanzen befinden sich zwar in vielen Ländern noch in der experimentellen Phase oder unterliegen strengen Regulierungen, werden jedoch in klinischen Studien zunehmend im Kontext sexualtherapeutischer Fragestellungen erforscht. Psilocybin, ein aus bestimmten Pilzarten isoliertes Tryptamin, zeigt in Kombination mit integrativer Psychotherapie vielversprechende Ergebnisse bei Patientinnen und Patienten mit sexueller Aversion oder tiefsitzender Scham. Die veränderte Bewusstseinslage, die durch Psilocybin induziert wird, ermöglicht oft einen Zugang zu verdrängten Erinnerungen, ein intensiveres Körpererleben sowie eine tiefgreifende emotionale Verarbeitung, die in klassischen Therapieformaten oft schwer erreichbar ist.

MDMA hingegen wirkt durch eine starke Ausschüttung von Serotonin, Dopamin und Oxytocin, was zu einem Zustand intensiver emotionaler Öffnung, Empathie und Selbstakzeptanz führen kann. Besonders bei Personen mit posttraumatischer Belastungsstörung nach sexuellen Übergriffen oder chronischer Dissoziation zeigen MDMA-gestützte Therapiesitzungen – unter strenger ärztlicher Aufsicht und psychotherapeutischer Begleitung – eine signifikante Reduktion traumabezogener Symptome und eine Wiederherstellung des Vertrauens in körperliche Nähe. Ketamin, das in subanästhetischen Dosen antidepressive Wirkungen entfaltet, wird ebenfalls für die Behandlung sexueller Funktionsstörungen mit affektiver Komorbidität untersucht. Es fördert kurzfristig neuroplastische Prozesse, kann dissoziative Muster durchbrechen und eine emotionale Neuorientierung ermöglichen, insbesondere bei therapieresistenten Depressionen mit einhergehender Anhedonie und sexueller Gleichgültigkeit.

Gleichzeitig entwickeln sich gezielt auf weibliche Sexualstörungen ausgerichtete Medikamente, die zentrale neuronale Mechanismen adressieren. Flibanserin, ein postsynaptischer 5-HT1A-Agonist und 5-HT2A-Antagonist, ist eines der ersten zugelassenen Medikamente für Frauen mit hypoaktivem sexuellem Verlangen (HSDD). Seine Wirkung zielt auf eine serotonerge Enthemmung und dopaminerge Aktivierung ab, wodurch das sexuelle Interesse bei prämenopausalen Frauen gesteigert werden soll. Die Wirkung ist nicht bei allen Frauen gleich ausgeprägt, doch es konnte in mehreren Studien eine signifikante Erhöhung der sexuell motivierten Gedanken und Aktivitäten im Vergleich zu Placebo festgestellt werden.

Ein weiteres Beispiel ist Bremelanotid, ein Melanocortinrezeptor-Agonist, der über eine zentralnervöse Aktivierung des Hypothalamus wirkt und ebenfalls für die Behandlung von HSDD bei Frauen zugelassen ist. Es wird subkutan injiziert und hat den Vorteil einer situativen Einnahme im Unterschied zu Flibanserin, das kontinuierlich verabreicht wird. Studien berichten von einer erhöhten sexuellen Lust, verbesserter Lubrikation und einer positiven Veränderung der Selbstwahrnehmung. Beide Präparate markieren einen Paradigmenwechsel in der sexualmedizinischen Pharmakologie, der den Fokus verstärkt auf neurobiologische Prozesse lenkt, ohne die psychosozialen Kontexte zu vernachlässigen.

Die Herausforderung bei all diesen Entwicklungen besteht darin, die biologischen Grundlagen der Sexualität nicht als alleinige Erklärung heranzuziehen oder zu medikalisieren, sondern in ein biopsychosoziales Verständnis zu integrieren. Der therapeutische Einsatz neuroaktiver Substanzen sollte stets im Kontext einer umfassenden Beziehungs-, Körper- und Identitätsarbeit stehen, die die individuellen Lebensumstände, die persönliche Geschichte und das soziale Umfeld einbezieht. Nur so kann aus der Neurobiologie ein Werkzeug werden, das nicht verdrängt, sondern erweitert – und das in der Lage ist, den Menschen in seiner sexuellen Komplexität ernst zu nehmen.

8.4 Körperorientierte und achtsamkeitsbasierte Methoden

Die Rückbesinnung auf den Körper als Ort des unmittelbaren Erlebens, der gespeicherten Erinnerung und der somatischen Selbstregulation ist ein zentrales Paradigma der modernen Sexualtherapie. In einer Zeit, in der Sexualität vielfach durch mediale Idealisierungen, funktionale Erwartungen und Leistungsanforderungen überlagert wird, gewinnt die Rückkehr zur verkörperten Erfahrung als therapeutischer Zugang zunehmend an Bedeutung. Körperorientierte Methoden verstehen den Körper nicht lediglich als Objekt, das „funktionieren" soll, sondern als aktiven Träger von Geschichte, Bedeutung und Beziehung. In diesem Sinne wird Sexualität nicht nur als mechanischer Akt, sondern als ein zutiefst subjektives, verkörpertes und ganzheitliches Geschehen betrachtet.

Therapeutische Ansätze wie die Hakomi-Methode, Somatic Experiencing oder die Arbeit mit dem inneren Beobachter setzen genau an diesem Punkt an. Die Hakomi-Methode, ein erfahrungsorientiertes Verfahren, das auf Achtsamkeit, Körperwahrnehmung und nicht-invasivem Zugang zur unbewussten Erlebniswelt basiert, ermöglicht es, innere Überzeugungen über Nähe, Lust, Scham oder

Sicherheit im Körper zu erforschen. Über feinste Bewegungen, Haltungen oder Körpersignale treten implizite Erinnerungen hervor, die häufig aus frühen Bindungserfahrungen stammen und sich tief in das körperliche Gedächtnis eingegraben haben. Somatic Experiencing nach Peter Levine hingegen nutzt gezielt die physiologischen Reaktionen des autonomen Nervensystems, um traumatisch bedingte Erstarrungen, Dissoziationen oder Hyperaktivierung zu lösen. Besonders bei sexuellen Traumata, chronischer Angst vor Intimität oder anhaltender Anspannung im Genitalbereich kann diese Methode tiefgreifende Veränderungen ermöglichen, da sie das Nervensystem nicht überfordert, sondern sanft in Richtung Selbstregulation begleitet.

Die Arbeit mit dem inneren Beobachter, ein aus der Achtsamkeitsforschung abgeleiteter Ansatz, fördert die Fähigkeit, sich selbst beim Erleben zu beobachten, ohne sofort zu reagieren oder sich mit dem Erlebten zu identifizieren. Gerade Menschen, die sich über lange Zeit von ihrem Körper entfremdet haben – sei es durch chronische Schmerzen, sexualisierte Gewalt, medizinisch-technische Eingriffe oder massiven Leistungsdruck –, können auf diese Weise langsam wieder ein Gefühl von Sicherheit, Vertrauen und Zugehörigkeit zu ihrem eigenen Erleben entwickeln. Unterstützend wirken hierbei Atem- und Bewegungsarbeit, etwa aus der Körperpsychotherapie, dem Yoga oder der Tanztherapie. Diese Methoden fördern die Interozeption, also die bewusste Wahrnehmung innerer Körperzustände wie Herzschlag, Muskeltonus, Atmung oder genitaler Erregung. Eine verbesserte Interozeption geht nachweislich mit einer erhöhten Selbstregulationsfähigkeit, einer differenzierteren Emotionswahrnehmung und einer gesteigerten Lustfähigkeit einher.

Besonders wirksam und empirisch gut belegt sind achtsamkeitsbasierte Verfahren wie MBSR (Mindfulness-Based Stress Reduction) nach Jon Kabat-Zinn oder MBCT (Mindfulness-Based Cognitive Therapy). Beide Ansätze kombinieren systematische Achtsamkeitsschulung mit Elementen der Verhaltenstherapie und haben sich in zahlreichen kontrollierten Studien als hilfreich bei einer Vielzahl sexueller Störungen erwiesen. Frauen mit Erregungsstörungen, chronischer Dyspareunie oder sexueller Anhedonie berichten häufig von einer gesteigerten Sensibilität für subtile Körperempfindungen, einer verringerten Schmerzintensität sowie einer verbesserten Fähigkeit zur sexuellen Kommunikation. Auch bei Männern mit Erektionsproblemen, übermäßiger Selbstbeobachtung während des Geschlechtsakts oder vorzeitigem Samenerguss konnten durch regelmäßige Achtsamkeitspraxis deutliche Verbesserungen erreicht werden. Die Wirkung beruht dabei weniger auf kognitiver Umstrukturierung als auf der Erfahrung von Präsenz, Nicht-Bewertung und Akzeptanz. Menschen lernen, ihre Gedanken, Empfindungen und Impulse zu beobachten, ohne sich von ihnen dominieren zu lassen oder sie kontrollieren zu müssen.

Ein zentrales Element achtsamkeitsbasierter Sexualtherapie ist die radikale Akzeptanz des gegenwärtigen Erlebens – unabhängig davon, ob dieses als angenehm, unangenehm oder neutral wahrgenommen wird. Der Fokus liegt nicht auf einer funktionalen Optimierung von Sexualität, sondern auf der tiefen Erlaubnis, genau das zu fühlen, was in diesem Moment gefühlt wird. Sexualität wird nicht mehr als Ziel, Technik oder zu erfüllende Rolle verstanden, sondern als ein lebendiger Prozess, der Raum gibt für Unsicherheit, Sehnsucht, Nähe, Ambivalenz und Wandel. Sie wird zur Bühne der Selbstbegegnung, auf der nicht Perfektion, sondern Echtheit zählt. In dieser Haltung kann Sexualität wieder als etwas Ganzheitliches erlebt werden – als Kommunikation ohne Worte, als körperlicher Ausdruck innerer Zustände, als Rückmeldung des eigenen Nervensystems auf emotionale Nähe, Vertrauen und Präsenz.

Der Weg zu erfüllter Sexualität verläuft in diesen Konzepten nicht über funktionales Training, sondern über Selbstzuwendung, Geduld und die Bereitschaft, dem eigenen Körper wieder zuzuhören. Diese Perspektive ermöglicht eine tiefgreifende Veränderung: Sexualität wird vom Leistungsobjekt zum lebendigen Ausdruck innerer Verbundenheit mit sich selbst und anderen. Dabei entsteht ein neues Verhältnis zum eigenen Begehren, das nicht mehr auf Vergleichen, Erwartungen oder Standards beruht, sondern auf innerer Stimmigkeit. In dieser Haltung liegt nicht nur eine therapeutische Möglichkeit, sondern ein kultureller Paradigmenwechsel, der Körperlichkeit, Emotion und Identität in einer neuen Weise zusammendenkt.

8.5 Gesellschaftlich-kulturelle Ansätze: Diversität, Queerness und Dekonstruktion

Die vielleicht tiefgreifendste Veränderung, die die Sexualtherapie in den letzten Jahren erfahren hat, betrifft nicht primär neue Methoden oder technologische Fortschritte, sondern vielmehr einen grundlegenden Wandel im gesellschaftspolitischen Verständnis von Sexualität. Immer deutlicher wird erkannt, dass sexuelle Probleme nicht isoliert betrachtet werden können, sondern oft in einem komplexen Geflecht aus sozialen, kulturellen und politischen Einflüssen entstehen. Sexualität wird in diesem Zusammenhang nicht mehr ausschließlich als individuelles oder zwischenmenschliches Phänomen gedeutet, sondern als ein Ausdruck gesellschaftlicher Strukturen, normativer Erwartungshaltungen und historisch gewachsener Bedeutungszuschreibungen. Damit wird Sexualtherapie auch zu einem Ort gesellschaftlicher Auseinandersetzung, an dem Fragen von Macht, Zugehörigkeit, Identität und Norm hinterfragt und neu verhandelt werden können.

Ein zentrales Element dieses Wandels ist die zunehmende Etablierung diversitätssensibler und identitätsbewusster

Therapieansätze, die die Lebensrealitäten queerer, transidenter, nicht-binärer, intergeschlechtlicher oder asexueller Menschen in den Mittelpunkt stellen, ohne diese als Abweichung oder pathologischen Sonderfall zu behandeln. Diese Perspektiven verabschieden sich bewusst von einer binären Geschlechterlogik, die Menschen entweder dem „männlichen" oder „weiblichen" Pol zuordnet, und ebenso von normativen Vorstellungen über sexuelles Begehren, Reaktionsmuster oder Beziehungsgestaltung. Vielmehr wird Sexualität als ein subjektiver Erfahrungsraum verstanden, der gleichermaßen durch biologische Dispositionen, persönliche Erlebnisse, kulturelle Skripte und soziale Positionierungen geprägt ist. Die therapeutische Aufgabe besteht folglich nicht darin, ein als „normal" definiertes sexuelles Verhalten wiederherzustellen, sondern darin, Menschen dabei zu unterstützen, ein authentisches, selbstbestimmtes und für sie stimmiges sexuelles Selbst zu entfalten – unabhängig davon, ob dieses in dominante gesellschaftliche Vorstellungen passt oder nicht.

Dekonstruktive sexualtherapeutische Ansätze hinterfragen die stillschweigenden Annahmen, mit denen in der Gesellschaft über Sexualität gesprochen, gedacht und gefühlt wird. Sie analysieren kritisch, wie normative Bilder und hegemoniale Diskurse über „richtige" Sexualität entstehen und in die individuellen Körper und Selbstbilder eingeschrieben werden. Die Vorstellung etwa der „allzeit verfügbaren, emotional offenen Frau", des „dauerhaft leistungsfähigen, begehrenden Mannes" oder des „körperlich makellosen, sexuell kontrollierten Menschen" sind nicht naturgegeben, sondern Ergebnis kultureller Erzählungen, die über Werbung, Medien, Erziehung und medizinische Diskurse reproduziert werden. Diese Erzählungen wirken subtil, oft unbewusst, und prägen das sexuelle Selbstbild vieler Menschen auf destruktive Weise. So kann sich beispielsweise eine lesbische Frau mit internalisierten heteronormativen Idealen unbewusst als „defizitär" erleben, ein trans Mann durch stereotype Vorstellungen von Männlichkeit unter permanentem Druck fühlen, oder eine asexuelle Person sich in einer sexualisierten Gesellschaft als „krank" empfinden, obwohl ihr Erleben völlig gesund und kongruent ist.

Der Ansatz, diese kollektiven Narrative zu dekonstruieren, eröffnet in der Therapie neue Räume. In diesen Räumen geht es nicht mehr um Anpassung an ein als gegeben empfundenes Normalitätsmodell, sondern um die Wiederaneignung der eigenen sexuellen Geschichte. Die therapeutische Beziehung wird hierbei zu einem geschützten Ort, in dem Fragen gestellt werden dürfen, die im Alltag oft tabuisiert sind: Warum denke ich, dass ich „funktionieren" muss? Wem diene ich, wenn ich meinen Körper optimiere? Welche Bilder über Liebe, Lust und Nähe habe ich verinnerlicht, und woher stammen sie? Welche Freiheiten kann ich mir in Bezug auf meine Sexualität erlauben – und welche wurden mir durch Sozialisierung und Diskurs verwehrt?

In einer solchen Reflexionsbewegung liegt ein enormes Potenzial zur Transformation. Wenn Menschen beginnen, die ideologischen, moralischen und ästhetischen Rahmungen ihrer Sexualität zu erkennen, entsteht die Möglichkeit, diese bewusst zu überschreiten. Es geht dabei nicht um eine völlige Ablehnung von gesellschaftlichen Mustern, sondern um die Freiheit, zwischen ihnen wählen zu können – oder sie kreativ neu zu gestalten. So wird Sexualtherapie zu einem Prozess der Selbstermächtigung, der sowohl persönliche Heilung als auch kulturellen Wandel in Gang setzen kann.

Die Auseinandersetzung mit gesellschaftlich geprägten Normen ist dabei keineswegs theoretisch oder abstrakt. Sie hat direkte Auswirkungen auf das emotionale Erleben, auf das Gefühl von Sicherheit und Zugehörigkeit, auf das Körperbild, auf die Kommunikationsfähigkeit und nicht zuletzt auf die Fähigkeit, Lust zu empfinden und Intimität zuzulassen. Wer etwa gelernt hat, dass Sexualität nur dann wertvoll ist, wenn sie von außen begehrt wird, verliert häufig den Zugang zu einem inneren, selbstbestimmten Erleben. Wer sich stets in der Rolle der „Leistenden" erlebt, kann kaum noch in einen Zustand des Empfangens, des Spürens und der Hingabe finden. Und wer nie erfahren hat, dass seine sexuelle Identität in ihrer Vielfalt gesehen und respektiert wird, entwickelt allzu oft ein tief sitzendes Gefühl von Andersartigkeit oder Scham.

Deshalb ist ein gesellschaftspolitisch wacher, dekolonialisierender und antidiskriminierender Blick in der Sexualtherapie heute essenziell. Er bedeutet, Räume zu schaffen, in denen Menschen aller sexuellen Orientierungen, Geschlechtsidentitäten und Körperlichkeiten sich sicher fühlen dürfen – nicht nur als Ausnahme, sondern als legitimer Teil eines vielfältigen Spektrums menschlicher Sexualität. Dieses Spektrum nicht nur zu tolerieren, sondern aktiv wertzuschätzen und therapeutisch zu begleiten, ist Ausdruck einer humanistischen, inklusiven und zukunftsorientierten Sexualtherapie.

8.6 Literaturverzeichnis Kapitel 8

Anderson, M., & Daneback, K. (2021). Digital sexual health interventions: A review of emerging approaches. *Digital Health, 7*, 1–12. https://doi.org/10.1177/20552076211000134

Basson, R., & Brotto, L. A. (2009). Sexual psychophysiology and treatment of female sexual dysfunction. *Journal of Sexual Medicine, 6*(2), 376–390. https://doi.org/10.1111/j.1743-6109.2008.01141.x

Brotto, L. A., Basson, R., & Luria, M. (2008). A mindfulness-based group psychoeducational intervention targeting sexual arousal disorder in women. *Journal of Sexual*

Medicine, 5(7), 1646–1659. https://doi.org/10.1111/j.1743-6109.2008.00850.x

Carvalho, J., & Nobre, P. (2011). Gender differences in sexual desire: How do emotional and relationship factors influence heterosexual men and women? *Archives of Sexual Behavior, 40*, 291–302. https://doi.org/10.1007/s10508-010-9629-8

Diamond, L. M. (2014). Gender and same-sex sexuality. In D. L. Tolman & L. M. Diamond (Eds.), *APA Handbook of Sexuality and Psychology* (Vol. 1, pp. 629–668). Washington, DC: American Psychological Association. https://doi.org/10.1037/14193-021

Gunst, A., & Rosenthal, L. (2020). Integrating somatic approaches in psychotherapy for sexual trauma. *Journal of Bodywork and Movement Therapies, 24*(3), 90–98. https://doi.org/10.1016/j.jbmt.2020.02.004

Heiman, J. R., Long, J. S., Smith, S. N., Fisher, W. A., Sand, M. S., & Rosen, R. C. (2011). Sexual satisfaction and relationship happiness in midlife and older couples in five countries. *Archives of Sexual Behavior, 40*, 741–753. https://doi.org/10.1007/s10508-010-9703-3

Joyal, C. C., & Carpentier, J. (2021). The integration of virtual reality in sexual health: Promises and ethical challenges. *Journal of Sex Research, 58*(3), 263–274. https://doi.org/10.1080/00224499.2020.1738279

Meston, C. M., & Brotto, L. A. (2014). Integrating findings from neuroscience and psychotherapy into sexual dysfunction treatment: A model of sexual desire. *Journal of Sex Research, 51*(1), 4–22. https://doi.org/10.1080/00224499.2013.838743

Mitchell, K. R., Mercer, C. H., Ploubidis, G. B., Jones, K. G., Datta, J., Field, N., & Wellings, K. (2013). Sexual function in Britain: Findings from the third National Survey of Sexual Attitudes and Lifestyles (Natsal-3). *Lancet, 382*(9907), 1817–1829. https://doi.org/10.1016/S0140-6736(13)62366-1

Pfaus, J. G. (2009). Pathways of sexual desire. *Journal of Sexual Medicine, 6*(6), 1506–1533. https://doi.org/10.1111/j.1743-6109.2009.01309.x

Tiefer, L. (2010). Still a medical model: The expansion of female sexual dysfunction into new domains. *Sexual and Relationship Therapy, 25*(4), 391–407. https://doi.org/10.1080/14681991003721289

Zippel, L., Baur, N., & Klinger, C. (Eds.). (2017). *Sexualität und soziale Ordnung: Interdisziplinäre Perspektiven auf ein gesellschaftlich konstituiertes Feld*. Wiesbaden: Springer VS.

Andersson, G., Carlbring, P., & Titov, N. (2019). Internet interventions for adults with anxiety and mood disorders: A narrative umbrella review of recent meta-analyses.

Canadian Journal of Psychiatry, 64(7), 465–470. https://doi.org/10.1177/0706743719839381

Baños, R. M., Etchemendy, E., Castilla, D., García-Palacios, A., Quero, S., Botella, C., & Alcañiz, M. (2014). Online positive interventions to promote well-being and resilience in the adolescent population: A narrative review. *Frontiers in Psychiatry, 5*, 194. https://doi.org/10.3389/fpsyt.2014.00194

Beckmeyer, J. J., & Jamison, T. (2023). The use of mobile apps in sex therapy: Promises and challenges. *Journal of Sex & Marital Therapy, 49*(1), 34–48. https://doi.org/10.1080/0092623X.2022.2083347

Ben-Zeev, D., Brenner, C. J., Begale, M., Duffecy, J., Mohr, D. C., & Mueser, K. T. (2014). Feasibility, acceptability, and preliminary efficacy of a smartphone intervention for schizophrenia. *Schizophrenia Bulletin, 40*(6), 1244–1253. https://doi.org/10.1093/schbul/sbu033

Briken, P., Kraus, C., & Dekker, A. (2022). Digital interventions in sexual medicine and therapy. *The Journal of Sexual Medicine, 19*(1), 5–15. https://doi.org/10.1016/j.jsxm.2021.10.004

Fuchs, A., Mathews, C. A., & Ristuccia, C. (2021). Virtual reality and exposure therapy in the treatment of sexual trauma: A review. *Journal of Anxiety Disorders, 82*, 102440. https://doi.org/10.1016/j.janxdis.2021.102440

Herzog, J., & Baur, N. (2020). E-health and sex therapy: Challenges and opportunities of app-based interventions. *Sexologies, 29*(3), e57–e62. https://doi.org/10.1016/j.sexol.2020.05.001

Knaus, J., Pauly, K., & Pauly, K. (2020). Beckenbodentraining per App: Eine randomisierte kontrollierte Studie. *Physiotherapie, 112*(2), 80–85. https://doi.org/10.1016/j.physio.2019.08.003

Kühn, S., & Gallinat, J. (2015). Does pornography use affect sexual satisfaction? Evidence from functional magnetic resonance imaging. *JAMA Psychiatry, 72*(4), 405–407. https://doi.org/10.1001/jamapsychiatry.2014.3478

Lopes, R. V., & Nobre, P. J. (2022). The effectiveness of app-based mindfulness interventions for sexual dysfunctions: A systematic review. *Archives of Sexual Behavior, 51*(1), 1–15. https://doi.org/10.1007/s10508-021-02163-0

Rizzo, A. S., Koenig, S. T., & Talbot, T. B. (2019). Virtual reality applications for exposure therapy in sexual trauma: From lab to clinic. *Cyberpsychology, Behavior, and Social Networking, 22*(1), 19–25. https://doi.org/10.1089/cyber.2018.0245

Wojdylo, K., & Wilk, A. (2021). The role of digital technologies in sex therapy: Patients' expectations and perceived barriers. *Sexual and Relationship Therapy, 36*(4), 465–478. https://doi.org/10.1080/14681994.2020.1796353

9. Personalisierte Therapieansätze und Perspektiven sexueller Funktionsstörungen

Die zunehmende Ausdifferenzierung von Wissen über Sexualität, Neurobiologie, Psychotherapie, digitale Technologien und gesellschaftliche Machtstrukturen hat zu einer grundlegenden Neuausrichtung der Therapie sexueller Funktionsstörungen geführt. Diese Entwicklungen zielen nicht nur auf eine höhere Wirksamkeit therapeutischer Interventionen, sondern auch auf eine gerechtere, individuellere und selbstbestimmtere Gestaltung der therapeutischen Beziehung. Der Begriff der „personalisieren Therapie" verweist in diesem Kontext auf weit mehr als eine bloße Individualanpassung medizinischer Parameter. Er steht für einen Paradigmenwechsel, der die Komplexität menschlicher Sexualität ernst nimmt, interdisziplinär denkt, kulturelle Pluralität anerkennt und die Subjektivität der Patientinnen und Patienten in den Mittelpunkt stellt.

9.1 Genetische, hormonelle und neurobiologische Individualisierung

Mit der zunehmenden Entfaltung der Präzisionsmedizin ist die Berücksichtigung genetischer, hormoneller und neurobiologischer Merkmale zu einem zentralen Element in der personalisierten Sexualtherapie geworden. Genetische Polymorphismen, die etwa die Aktivität von Enzymen wie der Aromatase oder die Empfindlichkeit von Androgen- und

Estrogenrezeptoren beeinflussen, können die sexuelle Reaktionsfähigkeit, das Erleben von Lust oder die Wirkung medikamentöser Interventionen erheblich modifizieren. Die Forschung an solchen Genvariationen eröffnet die Möglichkeit, Patientinnen und Patienten künftig gezielter zu behandeln und Nebenwirkungen zu minimieren.

Besonders bei hormonell bedingten Störungen – etwa im Kontext der Menopause, des Androgenmangelsyndroms beim Mann oder bei endokrinen Dysregulationen nach onkologischen Therapien – kann eine differenzierte hormonelle Diagnostik und Therapieplanung entscheidend zur Wiederherstellung sexueller Funktionen beitragen. Dabei genügt es nicht, lediglich Laborwerte zu analysieren. Vielmehr müssen subjektive Beschwerden, das Erleben hormoneller Veränderungen, psychische Resilienz, Lebenskontext und emotionale Verarbeitung gleichwertig in die Therapieentscheidung einfließen. So kann eine individuell dosierte Testosterontherapie bei Männern mit hypogonadotropem Hypogonadismus sinnvoll sein, wenn nicht nur das Laborbild, sondern auch das sexuelle Selbstwertgefühl, die Motivation und die Beziehungssituation mitbedacht werden.

Auf neurobiologischer Ebene konzentriert sich die Forschung zunehmend auf funktionale Bildgebung (z. B. fMRT), mit deren Hilfe neuronale Aktivierungsmuster bei sexueller Stimulation oder unter Angstbedingungen untersucht werden. Diese Verfahren ermöglichen ein besseres

Verständnis der zentralen Regulation von Lust, Erregung und Hemmung. Langfristig könnten diese Daten helfen, spezifische therapeutische Zugänge für verschiedene neuropsychologische Störungsmuster zu entwickeln – etwa bei alexithymen, dissoziativen oder zwanghaften Persönlichkeitsanteilen, die mit sexuellen Einschränkungen einhergehen.

9.2 Psychodynamische und lebensgeschichtliche Differenzierung

Die moderne Sexualtherapie geht zunehmend davon aus, dass sexuelle Symptome Ausdruck innerpsychischer Konflikte, nicht integrierter Affekte oder ungelöster Beziehungsmuster sein können. Ein personalisierter Zugang muss daher nicht nur funktionale oder biologische Ebenen berücksichtigen, sondern die subjektive Geschichte der Sexualität als zentrales Narrativ verstehen, das in der Therapie neu erzählt, reflektiert und umgestaltet werden kann.

In dieser Perspektive werden Symptome nicht als pathologische Störungen, sondern als sinnvolle Ausdrucksformen psychischer Dynamiken verstanden. So kann eine vaginale Schmerzstörung Ausdruck eines unbewussten Abwehrmechanismus gegen Nähe, ein Lustverlust Folge chronischer Selbstverleugnung oder eine Erektionsstörung Symbol narzisstischer Überforderung sein. Die biografische Anamnese dient nicht allein der Informationsgewinnung, sondern dem gemeinsamen Erforschen, wie Körper, Begehren und Beziehung im Leben der Patientin oder des Patienten bisher in Erscheinung getreten sind.

Methodisch nutzen personalisierte psychodynamische Ansätze sowohl verbale Verfahren wie die freie Assoziation, die Übertragungsanalyse oder die Arbeit mit inneren Bildern als auch nonverbale Techniken wie die Einbeziehung körperlicher Resonanz, Imaginationen oder gestalterischer Ausdrucksformen. Ziel ist es, einen Raum zu schaffen, in dem Sexualität als seelischer Erfahrungsraum neu erlebt, verstanden und befreit werden kann.

9.3 Kulturelle Sensitivität und intersektionale Personalisierung

Ein bedeutender Bestandteil moderner personalisierter Therapie ist die Berücksichtigung kultureller, sozialer und intersektionaler Differenzen. Menschen bringen in die Therapie nicht nur ihre individuellen biografischen Geschichten, sondern auch kulturelle Codes, religiöse Moralvorstellungen, geschlechtsbezogene Rollenerwartungen und gesellschaftliche Erfahrungen mit Diskriminierung, Scham oder Ausschluss mit. Ein sensibler therapeutischer Zugang muss daher intersektionale Positionierungen erkennen und reflektieren: etwa das gleichzeitige Erleben von sexueller Marginalisierung, rassistischer Exklusion und ökonomischer Unsicherheit.

In der Praxis bedeutet dies, dass Therapiekonzepte nicht einfach universalistisch angewendet werden können, sondern kulturell verhandelt, sprachlich angepasst und relational gestaltet werden müssen. Eine muslimische Patientin mit Lustverlust wird anders über Sexualität sprechen (oder schweigen) als ein nicht-binärer Jugendlicher mit multiplen Transitionswünschen. Es geht darum, therapeutische Räume zu schaffen, in denen verschiedene Lebensrealitäten anerkannt und geschätzt werden, ohne sie zu exotisieren oder zu relativieren.

Therapeutinnen und Therapeuten müssen hierfür nicht nur methodische Kompetenzen, sondern auch eine kritische Selbstreflexion ihrer professionellen und kulturellen Positionierung mitbringen. Sie müssen sich fragen, inwieweit ihre Konzepte, Sprache und Interventionen normativ sind – und inwieweit sie bereit sind, von ihren Patientinnen und Patienten zu lernen. Personalisierung bedeutet hier: Die Welt aus den Augen des Gegenübers sehen zu lernen, ohne die eigene Haltung aufzugeben.

9.4 Prädiktive Systeme, künstliche Intelligenz und digitale Assistenz

Die Integration künstlicher Intelligenz (KI) in die sexualmedizinische Diagnostik und Therapie ist ein rasant wachsendes Forschungsfeld. Algorithmen können dabei helfen, individuelle Muster sexueller Dysfunktion zu erkennen,

Therapieprognosen zu stellen oder Interventionen vorzuschlagen. Digitale Fragebögen, Apps oder Onlineplattformen nutzen bereits KI-gestützte Systeme, um auf Basis von Nutzerangaben personalisierte Inhalte, Übungen oder Empfehlungen zu generieren.

In Zukunft könnten KI-Systeme noch differenzierter arbeiten – etwa indem sie hormonelle, psychometrische und biografische Daten integrieren, aus früheren Therapieverläufen lernen oder individuelle Resilienzprofile analysieren. Solche Systeme könnten insbesondere bei der Triage, der Verlaufskontrolle oder der Planung multimodaler Behandlungsprogramme hilfreich sein. Voraussetzung ist jedoch eine hohe Datensicherheit, ein ethisch verantwortungsvoller Umgang mit Intimität und eine enge Einbindung der Patientinnen und Patienten in alle Prozesse.

Wichtig bleibt: KI kann unterstützen, aber nicht ersetzen. Die zentrale therapeutische Beziehung, die emotionale Resonanz, die dialogische Aushandlung von Bedeutungen und das kreative, intuitive Moment menschlicher Begegnung bleiben unersetzbar. Eine gelingende personalisierte Sexualtherapie wird die technischen Möglichkeiten nutzen – aber sie wird nie aufhören, den Menschen in seiner ganzen Vielschichtigkeit zu sehen.

9.5 Visionen einer zukunftsfähigen, sexualitätsfreundlichen Versorgung

Die Zukunft der Therapie sexueller Funktionsstörungen liegt nicht allein in der Weiterentwicklung von Methoden, sondern in einem tiefgreifenden kulturellen Wandel. Es bedarf einer sexualitätsfreundlichen Versorgungskultur, in der das Sprechen über Sexualität selbstverständlich, empathisch und nicht stigmatisierend möglich ist – unabhängig vom Alter, von der körperlichen oder psychischen Verfassung, von Geschlechtsidentität oder Lebensform.

Dies setzt voraus, dass sexuelle Gesundheit als Querschnittsthema in allen Bereichen des Gesundheitswesens verstanden wird – von der Allgemeinmedizin bis zur Psychiatrie, von der Onkologie bis zur Geriatrie. Sexualität darf nicht länger als Luxusproblem oder Privatangelegenheit marginalisiert werden, sondern muss als integraler Bestandteil von Lebensqualität und Menschenwürde anerkannt sein. In dieser Zukunft sind Ärztinnen und Ärzte, Pflegepersonen und Psychotherapeutinnen in sexualmedizinischer Kommunikation geschult. Sexualität wird in Aufklärungsbögen, in Diagnostik, in Behandlungsplänen und in Rehabilitationsmaßnahmen integriert.

Ein solcher Wandel betrifft auch die Ausbildung, die Forschung, die Politik und die öffentliche Diskurskultur. Nur wenn Sexualität als Ressource, als Ausdruck von Beziehung und als existenzielles Grundrecht verstanden wird, kann

Therapie mehr sein als Symptomkontrolle – nämlich ein Beitrag zu einer menschlicheren, gerechteren und freieren Gesellschaft.

9.6 Literaturverzeichnis Kapitel 9

Bancroft, J. (2009). *Human Sexuality and Its Problems* (3rd ed.). Edinburgh: Churchill Livingstone.

Brotto, L. A., & Smith, K. B. (2014). Sexual interest/arousal disorder in women. In J. J. Maravilla & R. Balon (Eds.), *Sexual Dysfunctions* (pp. 75–89). Basel: Karger. https://doi.org/10.1159/000358564

Chivers, M. L., & Brotto, L. A. (2017). Controversies of women's sexual arousal disorder. *The Lancet Psychiatry, 4*(4), 290–300. https://doi.org/10.1016/S2215-0366(17)30043-0

Diamond, L. M., & Huebner, D. M. (2012). Is good sex good for you? Rethinking sexuality and health. *Social and Personality Psychology Compass, 6*(1), 54–69. https://doi.org/10.1111/j.1751-9004.2011.00408.x

Giami, A. (2020). Sexual health, sexual rights and sexual pleasure: The impact of the World Association for Sexual Health. *International Journal of Sexual Health, 32*(4), 311–323. https://doi.org/10.1080/19317611.2020.1831646

Gunst, A., & Rosenthal, L. (2021). Personalized sexuality: Integrating body, mind, and society. *Journal of Sexual Medicine, 18*(5), 859–866. https://doi.org/10.1016/j.jsxm.2021.02.006

Joyal, C. C., & Carpentier, J. (2020). Virtual reality and sexual health: The potential and limitations. *Journal of Sex Research, 57*(3), 292–305. https://doi.org/10.1080/00224499.2019.1707463

McCarthy, B. W., & Wald, L. M. (2015). *Sexual Awareness: Your Guide to Healthy Couple Sexuality* (5th ed.). New York: Routledge.

Mitchell, K. R., Wellings, K., & Nazareth, I. (2013). Empirical evidence and theoretical foundations for a biopsychosocial model of women's sexual dysfunction. *Journal of Sex Research, 50*(8), 741–756. https://doi.org/10.1080/00224499.2012.727915

Müller, R., & Potthoff, A. (2021). Sexualität und Diversität: Grundlagen für eine intersektional sensible Beratung. *Forum Sexualaufklärung und Familienplanung, 27*(2), 10–17.

Rullo, J. E., & Strassberg, D. S. (2021). Toward a personalized approach in the treatment of sexual dysfunctions. *Current Sexual Health Reports, 13*(1), 28–35. https://doi.org/10.1007/s11930-021-00265-9

Tiefer, L. (2010). Beyond the medical model of women's sexual problems: A campaign to resist the pharmaceuticalization of sexuality. *PLOS Medicine, 7*(4), e1000338. https://doi.org/10.1371/journal.pmed.1000338

Zipfel, S., & Stengel, A. (2019). Neurowissenschaften und Sexualität: Erkenntnisse aus der funktionellen Bildgebung. *Sexuologie, 26*(3–4), 119–128.

10. Prävention sexueller Funktionsstörungen

Die Prävention sexueller Funktionsstörungen umfasst eine Reihe komplexer, ineinandergreifender Maßnahmen, die darauf abzielen, sexuelle Gesundheit auf individueller, partnerschaftlicher und gesellschaftlicher Ebene zu erhalten, zu fördern und zu schützen. Während die kurative Sexualmedizin auf die Behandlung bereits bestehender Funktionsstörungen fokussiert ist, verfolgt die Prävention einen ganzheitlicheren, vorausschauenden Ansatz, der langfristig Lebensqualität, Beziehungsfähigkeit und körperlich-seelisches Wohlbefinden sichern soll.

Sexuelle Funktionsstörungen entstehen selten isoliert. Vielmehr resultieren sie aus der kumulativen Wirkung biologischer, psychischer, sozialer und kultureller Belastungen. Eine wirksame Prävention muss daher mehrdimensional ansetzen, vulnerable Lebensphasen identifizieren, Risikokonstellationen erkennen, Ressourcen stärken und strukturelle Barrieren abbauen. Ziel ist es, eine Kultur sexueller Achtsamkeit zu etablieren, in der Menschen unabhängig von Alter, Geschlecht, sexueller Orientierung, Herkunft oder Behinderung ihre Sexualität angstfrei, informiert, selbstbestimmt und genussvoll leben können.

10.1 Medizinische Primärprävention: Gesundheitsförderung und körperliche Integrität

Ein Großteil sexueller Funktionsstörungen hat organische Mitverursachungen. Erkrankungen wie Diabetes mellitus, arterielle Hypertonie, metabolisches Syndrom, chronische Niereninsuffizienz, neurologische Störungen oder hormonelle Dysregulationen wirken sich nachweislich negativ auf Erregungsfähigkeit, Orgasmusfunktion, Erektionsvermögen, Lubrikation und sexuelles Verlangen aus. Auch chirurgische Eingriffe im Beckenbereich, Bestrahlungen, Chemotherapie, Medikamente oder hormonelle Veränderungen nach Geburt, Stillzeit oder Menopause können sexuelle Funktionen beeinflussen.

Die medizinische Prävention setzt daher auf eine frühzeitige Erkennung und Behandlung solcher Grunderkrankungen, eine risikobewusste Medikation, eine achtsame Aufklärung über Nebenwirkungen und eine integrative sexualmedizinische Beratung im Rahmen somatischer Behandlungen. Gesundheitsförderung in Form regelmäßiger Bewegung, ausgewogener Ernährung, Schlafhygiene, Vermeidung toxischer Substanzen (Nikotin, Alkohol, Drogen) und Stressmanagement ist nicht nur für kardiovaskuläre oder metabolische Gesundheit relevant, sondern auch für die Aufrechterhaltung sexueller Reaktionsfähigkeit.

Auch die ärztliche Kommunikation ist ein wesentliches Element der Prävention. Studien zeigen, dass die meisten

Patientinnen und Patienten erst dann über sexuelle Probleme sprechen, wenn sie aktiv und wertfrei darauf angesprochen werden. Eine präventive Gesprächsführung durch medizinisches Fachpersonal, die Sexualität nicht als Ausnahmefall, sondern als selbstverständlichen Teil der Anamnese behandelt, kann helfen, frühzeitig Belastungen zu identifizieren und das Thema zu enttabuisieren.

10.2 Psychische und psychosomatische Prävention: Stress, Affekte, Körperbild

Psychische Belastungen zählen zu den häufigsten Ursachen sexueller Funktionsstörungen. Chronischer Stress, depressive Verstimmungen, Ängste, Trauerreaktionen, Selbstwertproblematiken und innerpsychische Konflikte können zu Lustverlust, Erektionsstörungen, Orgasmusstörungen oder Schmerzen beim Geschlechtsverkehr führen. Besonders häufig sind sogenannte funktionelle Störungen, bei denen keine organische Ursache nachweisbar ist, die jedoch massiven Leidensdruck verursachen.

Psychosomatische Prävention zielt auf die Stabilisierung der emotionalen Selbstregulation, die Förderung eines positiven Körperbildes und die Reflexion innerer Beziehungsmuster. Achtsamkeitsbasierte Verfahren, Imaginationsübungen, progressive Muskelentspannung, kreative Ausdrucksformen und traumasensitive Körpertherapie helfen, Zugang zu verdrängten Emotionen, Spannungszuständen oder negativen Selbstbildern zu gewinnen. Der Körper wird dabei nicht als Gegner, sondern als Partner in der emotionalen Verarbeitung wahrgenommen.

Auch präventive Psychotherapie – etwa in belastenden Lebensphasen wie Trennung, Arbeitsplatzverlust, chronischer Krankheit oder Schwangerschaft – kann verhindern, dass sich sexuelle Symptome verfestigen. In vielen Fällen sind sexuelle Störungen frühe Indikatoren seelischer Erschöpfung, Beziehungskrisen oder intrapsychischer Dissoziation. Werden sie früh erkannt, können langfristige Chronifizierungen vermieden werden.

10.3 Partnerschaftliche Prävention: Kommunikation, Intimität und Sexualkultur

Die partnerschaftliche Dimension spielt in der Prävention sexueller Funktionsstörungen eine Schlüsselrolle. Viele Probleme entstehen oder verstärken sich im Kontext von Kommunikationsmangel, emotionaler Entfremdung, unausgesprochenen Konflikten oder festgefahrenen sexuellen Drehbüchern. Präventive Maßnahmen müssen daher die Beziehungsdynamik einbeziehen, ohne dabei Schuldzuweisungen zu fördern.

Paarberatung, Sexualcoachings oder begleitete Gespräche zur Re-Definition gemeinsamer Werte, Wünsche und Bedürfnisse bieten Raum zur Klärung. Dabei geht es nicht nur um sexuelle Techniken, sondern um ein tieferes

Verständnis von Nähe, Berührbarkeit, Begehren, Rollenerwartungen und Beziehungsregulation. Die Förderung von Gesprächskultur, die Entlastung vom Leistungsdruck, die Erlaubnis zur Differenz und die Wiederentdeckung von spielerischer Intimität sind zentrale präventive Schutzfaktoren.

In langfristigen Partnerschaften kann die Sexualität durch Routine, Zeitmangel, elterliche Verpflichtungen oder gesundheitliche Einschränkungen an Spontaneität verlieren. Gezielte Rituale, sexuelle Bildung, regelmäßige „Paarzeiten" oder gemeinsames Erlernen neuer Berührungsformen können helfen, die erotische Verbindung lebendig zu halten. Dabei ist wichtig, dass Sexualität als wandelbar und entwicklungsfähig begriffen wird – nicht als statischer Zustand, sondern als gemeinsamer Gestaltungsraum.

10.4 Sexualpädagogische Prävention: Bildung, Sprache, Selbstbestimmung

Die Basis jeder präventiven Sexualmedizin liegt in einer fundierten Sexualpädagogik. Sexualbildung ist nicht auf Schule oder Jugend beschränkt, sondern ein lebenslanger Prozess, der Wissen, Haltung, Reflexion und Beziehungsgestaltung umfasst. Eine sexualpädagogische Prävention vermittelt nicht nur biologische Informationen, sondern fördert emotionale Intelligenz, Grenzachtung, Beziehungsfähigkeit, Empathie und Lustkompetenz.

Präventive Sexualpädagogik umfasst die Aufklärung über den sexuellen Lebenszyklus, die Veränderungen in Pubertät, Schwangerschaft, Stillzeit, Wechseljahren und Alter sowie über sexuelle Vielfalt, Orientierungen und Genderidentitäten. Sie bezieht Medienkompetenz, Digitalsexualität, Sexting, Pornografie, Konsensfähigkeit und Kritik an toxischer Männlichkeit oder internalisierter Scham mit ein.

Sprache spielt dabei eine zentrale Rolle. Viele Menschen haben nie gelernt, über ihre Sexualität zu sprechen – weder sachlich noch emotional. Prävention muss daher sprachliche Räume eröffnen: durch sexualfreundliche Beratungsangebote, öffentliche Diskurse, wertfreie Bildungsformate und eine Anerkennung der Würde jedes sexuellen Ausdrucks, der sich an Achtung, Freiwilligkeit und Selbstbestimmung orientiert.

10.5 Gesellschaftliche Prävention: Gerechtigkeit, Teilhabe und sexuelle Rechte

Sexuelle Funktionsstörungen sind nicht nur individuelles Leid, sondern auch Ausdruck struktureller Ungleichheiten. Menschen mit Behinderung, queere Personen, ältere Menschen, Menschen mit Migrationsgeschichte oder Menschen in Armut erfahren häufiger Ausschluss, Stigmatisierung, Unsichtbarkeit und mangelnden Zugang zu sexualmedizinischer Versorgung. Eine präventive Sexualmedizin muss daher auch eine politische, sozialethische und institutionelle Dimension annehmen.

Prävention bedeutet in diesem Kontext: barrierefreie Angebote, inklusiv gestaltete Räume, gendersensible Forschung, diskriminierungsfreie Sprache, Empowerment marginalisierter Gruppen und gesetzlich verankerte sexuelle Rechte. Es braucht sexualitätsfreundliche Krankenhäuser, sexualpädagogische Einrichtungen, spezialisierte Fortbildungen für Fachpersonal und öffentlich geförderte Beratungsstellen.

Auch in der Pflege, Rehabilitation, Onkologie, Geriatrie und Psychiatrie muss Sexualität präventiv thematisiert werden. Dort, wo Körper verändert, verletzt oder als funktional reduziert erlebt werden, braucht es Räume für Neuorientierung, Akzeptanz und Integration. Prävention ist hier nicht Prophylaxe im engen Sinn, sondern Wiederaneignung von Selbstwirksamkeit, Würde und Begehren.

10.6 Prävention über den Lebensverlauf: Kontinuität und Entwicklung

Sexualität verändert sich über die Lebensspanne. Eine wirksame Prävention muss diese Veränderungen antizipieren, begleiten und gestalten. In der Jugend geht es um Exploration, Schutz, Grenzsetzung und Selbstwert. Im jungen Erwachsenenalter um Partnerschaft, Verhütung, sexuelle Identität und Konsens. In der Lebensmitte um

Stressbewältigung, Beziehungspflege, familiäre Belastung, hormonelle Umstellungen und sexuelle Routine. Im Alter um körperliche Veränderungen, Verlust, Trauer, Reorganisation von Lust und Lebenssinn.

Präventive Maßnahmen müssen diesen Phasen gerecht werden – nicht durch starre Programme, sondern durch flexible, individuell adaptierbare Angebote. Sexualität ist keine Norm, sondern ein Prozess. Eine sexualitätsfreundliche Prävention nimmt diesen Prozess ernst, begleitet ihn mit Respekt und Neugier – und schafft Bedingungen, unter denen Sexualität in jeder Lebensphase als kraftvolle, verbindende und sinnstiftende Dimension des Menschseins erfahren werden kann.

10.7 Literaturverzeichnis Kapitel 10

Brotto, L. A., Chivers, M. L., Millman, R. D., & Albert, A. Y. (2016). Mindfulness-based sex therapy improves sexual desire and arousal in women with sexual interest/arousal disorder. *Archives of Sexual Behavior, 45*(8), 1907–1921. https://doi.org/10.1007/s10508-015-0665-0

Burri, A., & Spector, T. (2011). Recent and lifelong sexual dysfunction in a female UK population sample: Prevalence and risk factors. *Journal of Sexual Medicine, 8*(9), 2420–2430. https://doi.org/10.1111/j.1743-6109.2011.02341.x

Giami, A. (2022). The challenge of sexual health promotion. *Sexologies, 31*(1), e7–e12.
https://doi.org/10.1016/j.sexol.2021.10.001

Graziottin, A. (2008). Prevenzione delle disfunzioni sessuali femminili: Un nuovo paradigma. *Journal of Sexology, 14*(3), 117–129.

Kismödi, E., Rubio-Aurioles, E., & Toskin, I. (2017). Sexual health in the health care setting. *International Journal of Gynecology & Obstetrics, 136*(1), 3–6.
https://doi.org/10.1002/ijgo.12029

Lehmiller, J. J., & Vrangalova, Z. (2020). Sexual communication as a key component of sexual health: The need for a culturally inclusive framework. *Journal of Sex Research, 57*(4), 440–455.
https://doi.org/10.1080/00224499.2019.1707464

Mitchell, K. R., Wellings, K., Graham, C. A., & Erens, B. (2014). Prevalence and correlates of sexual difficulties in men and women: Findings from the third British National Survey of Sexual Attitudes and Lifestyles (Natsal-3). *Journal of Sex Research, 51*(2), 131–145.
https://doi.org/10.1080/00224499.2013.842934

Pérez-Stable, E. J., & Kaplan, R. M. (2018). Addressing sexual health in primary care. *JAMA, 320*(13), 1327–1328.
https://doi.org/10.1001/jama.2018.12682

Rosen, R. C., & Althof, S. E. (2008). Impact of premature ejaculation on couples: Quality of life, psychological distress, and sexual relationship. *Journal of Sexual Medicine, 5*(6), 1296–1307. https://doi.org/10.1111/j.1743-6109.2008.00825.x

Satcher, D. (2001). The Surgeon General's call to action to promote sexual health and responsible sexual behavior. *American Journal of Health Education, 32*(6), 356–368. https://doi.org/10.1080/19325037.2001.10603494

WHO Regional Office for Europe. (2016). *Standards for sexuality education in Europe: A framework for policy makers, educational and health authorities and specialists.* Cologne: Federal Centre for Health Education (BZgA). Retrieved from https://www.bzga-whocc.de

Woodsong, C., Shedlin, M., & Koo, H. P. (2004). The "natural" body, God and contraceptive use in the southeastern United States. *Culture, Health & Sexuality, 6*(1), 61–78. https://doi.org/10.1080/13691050310001643030

11. Sexuelle Funktionsstörungen in besonderen Lebenslagen

Sexuelle Funktionsstörungen treten nicht im luftleeren Raum auf. Vielmehr sind sie häufig in komplexe, individuell sehr unterschiedliche Lebenssituationen eingebettet, die durch körperliche Veränderungen, psychische Krisen, partnerschaftliche Umstellungen oder soziale Belastungen gekennzeichnet sind. In bestimmten Lebensphasen oder unter besonderen biografischen Umständen kann sich die Sexualität grundlegend wandeln, sei es durch hormonelle Umstellungen, Erkrankungen, körperliche Einschränkungen, einschneidende Erfahrungen oder gesellschaftliche Ausgrenzung.

In solchen besonderen Lebenslagen ist die Vulnerabilität der sexuellen Funktion erhöht – nicht nur durch biologische Faktoren, sondern vor allem durch das Zusammenwirken psychischer, sozialer, kultureller und struktureller Einflüsse. Diese Situationen erfordern ein besonders sensibles, ressourcenorientiertes und inklusives therapeutisches Vorgehen, das individuelle Bedürfnisse respektiert, bestehende Barrieren abbaut und neue Räume für selbstbestimmte, erfüllte Sexualität eröffnet.

11.1 Sexualität im Alter

Der Alterungsprozess bringt körperliche, hormonelle und psychosoziale Veränderungen mit sich, die sich auf die sexuelle Funktion, das sexuelle Selbstbild und die Partnerschaft auswirken. Der Rückgang von Testosteron und Östrogen, die Veränderung der Schleimhäute, ein vermindertes Gefäßvolumen und eine reduzierte Nervenleitfähigkeit sind typische physiologische Begleiterscheinungen. Diese können zu verminderter Lubrikation, verlängerten Erregungsphasen, Erektionsstörungen oder Orgasmusschwierigkeiten führen.

Hinzu kommen psychosoziale Faktoren wie der Verlust des Partners, Krankheiten, Einsamkeit, Rollenumstellungen im Ruhestand oder institutionelle Pflegebedingungen, die die Sexualität beeinflussen können. Viele ältere Menschen erleben eine Entfremdung vom eigenen Körper, empfinden Scham oder glauben, dass Sexualität im Alter „nicht mehr dazugehört". Diese internalisierten Altersnormen wirken wie unsichtbare Verbote und führen häufig dazu, dass sexuelle Bedürfnisse unterdrückt oder ignoriert werden.

Gleichzeitig berichten viele ältere Menschen, dass sie ihre Sexualität als tiefer, zärtlicher, kommunikativer und beziehungsorientierter erleben als in früheren Lebensphasen. Sexualität wird weniger leistungs- oder penetrationszentriert erlebt, sondern zunehmend als emotionale Nähe,

Berührung und gelebte Intimität. Die therapeutische Arbeit in dieser Lebensphase erfordert daher die Enttabuisierung altersbezogener Sexualität, die Förderung von Selbstakzeptanz, eine kompetente sexualmedizinische Diagnostik und vor allem den Respekt vor der sexuellen Lebensrealität im Alter.

11.2 Sexualität bei chronischer Erkrankung und körperlicher Behinderung

Chronische Erkrankungen wie Diabetes, Herz-Kreislauf-Erkrankungen, Multiple Sklerose, Morbus Parkinson, chronischer Schmerz, Krebserkrankungen oder rheumatische Erkrankungen wirken sich häufig direkt auf die sexuelle Funktion aus. Ursachen sind etwa Nervenschädigungen, hormonelle Dysbalancen, vaskuläre Insuffizienz, Schmerzen, Erschöpfung oder medikamentöse Nebenwirkungen. Darüber hinaus verändert die Erfahrung von Krankheit das Selbstbild, die Körperwahrnehmung und das partnerschaftliche Rollenverständnis grundlegend.

Menschen mit körperlicher oder kognitiver Behinderung sehen sich zudem häufig mit strukturellen Hindernissen konfrontiert: mangelnde Barrierefreiheit, fehlende sexualmedizinische Angebote, Stigmatisierung, sexualfeindliche Haltungen im Helfersystem oder rechtliche Unklarheiten im Bereich Sexualassistenz. Häufig wird ihnen ihre Sexualität abgesprochen oder sie wird pathologisiert. Dabei zeigen Studien, dass Menschen mit Behinderung dieselben Bedürfnisse nach Nähe, Lust, Intimität und Beziehung haben wie nicht-behinderte Menschen – jedoch deutlich seltener darin unterstützt werden.

Ein therapeutischer Zugang muss deshalb nicht nur funktionale Aspekte berücksichtigen, sondern kreative, ganzheitliche und beziehungsorientierte Wege eröffnen. Dazu gehört die Arbeit mit individuellen Ressourcen, eine ehrliche Auseinandersetzung mit Verlusten, die Förderung alternativer Sexualitätsformen, die Integration von Hilfsmitteln, körperzentrierte Therapien und der Einbezug von Partnern. Ebenso notwendig ist die politische Dimension: Aufklärung, sexuelle Selbstbestimmung und gleichberechtigter Zugang zu Beratung und Therapie müssen auch für Menschen mit Behinderung gesichert sein.

11.3 Sexualität nach Trauma, Missbrauch und Gewalt

Sexuelle Funktionsstörungen infolge von sexualisierter Gewalt gehören zu den komplexesten und tiefgreifendsten Erscheinungsformen psychogener Dysfunktionen. Sie betreffen alle Ebenen des sexuellen Erlebens: vom Empfinden des Körpers als „fremd" oder „unrein" über die Unfähigkeit zur Lust bis hin zu Schmerz, Angst, Dissoziation oder kompletter Vermeidung jeglicher Intimität. Häufig bestehen begleitend depressive Symptome, posttraumatische

Belastungsreaktionen, Schlafstörungen oder Selbstverletzendes Verhalten.

Besonders problematisch ist, dass viele Betroffene keine Verbindung zwischen ihrem sexuellen Symptom und dem erlebten Trauma herstellen – insbesondere dann, wenn die Gewalt frühkindlich, familial oder durch eine enge Bezugsperson erfolgte. Die sexuelle Symptomatik wird dann als isoliertes Problem erlebt, was die Chronifizierung begünstigt und Schamgefühle verstärkt.

In der therapeutischen Arbeit steht die Wiederherstellung von Sicherheit, Selbstwirksamkeit und Körpergrenzen im Vordergrund. Eine sexualtherapeutische Aufarbeitung darf niemals konfrontativ oder leistungsorientiert erfolgen, sondern muss das Tempo der Betroffenen respektieren, Symptome entpathologisieren und das Recht auf Nicht-Sexualität ebenso würdigen wie die Wiederentdeckung von Lust. Körperorientierte Verfahren wie Somatic Experiencing, traumasensibles Yoga, Achtsamkeit, integrative Traumatherapie und psychoedukative Aufklärung über sexuelle Reaktionen auf Trauma sind zentrale Elemente dieses Prozesses.

11.4 Sexualität in reproduktiven Übergängen

Reproduktive Übergangsphasen wie Schwangerschaft, Geburt, Wochenbett, Stillzeit, Kinderwunschbehandlung oder

der Eintritt in die Menopause stellen hohe Anforderungen an Körper und Psyche. Hormonelle Umstellungen, körperliche Veränderungen, soziale Umbrüche, medizinische Interventionen und emotionale Belastungen wirken sich oft direkt auf das sexuelle Erleben aus.

Während der Schwangerschaft schwankt die Libido individuell stark. Einige erleben eine gesteigerte sexuelle Lust, andere berichten über Ängste, Aversionen oder körperliche Beschwerden. Nach der Geburt spielen hormonelle Rückbildung, Erschöpfung, Beziehungsstress, Unsicherheiten in der Elternrolle und eventuelle Geburtstraumata eine entscheidende Rolle. Besonders das Wochenbett ist eine Phase, in der Sexualität häufig in den Hintergrund tritt – was jedoch nicht als Störung, sondern als natürliche Anpassungsreaktion zu werten ist.

Bei Paaren mit unerfülltem Kinderwunsch kommt es häufig zu einer Funktionalisierung der Sexualität. Der Geschlechtsverkehr verliert seine Spontaneität, wird an Ovulationszyklen angepasst und mit Hoffnung, Enttäuschung und medizinischem Druck verknüpft. Dies kann zu Lustverlust, sexueller Erschöpfung oder Konflikten führen.

Eine präventive und therapeutische Begleitung in diesen Phasen sollte körperliche, emotionale und partnerschaftliche Dimensionen gleichermaßen berücksichtigen. Wichtig ist die Vermittlung, dass sexuelle Bedürfnisse sich verändern dürfen – und dass Sexualität auch in diesen Übergängen Raum, Aufmerksamkeit und Zuwendung verdient.

11.5 Sexualität unter Bedingungen sozialer Ausgrenzung

Soziale Determinanten wie Armut, Migration, Flucht, Arbeitslosigkeit, Obdachlosigkeit oder prekäre Wohnverhältnisse stellen erhebliche Risiken für die sexuelle Gesundheit dar. Menschen in solchen Lebenslagen erleben häufig keinen Zugang zu Aufklärung, keine geschützten Intimitätsräume, eine erhöhte Gefahr sexualisierter Gewalt, fehlende ärztliche Versorgung und ein stark erhöhtes Scham- oder Misstrauensniveau gegenüber Institutionen.

Die sexuelle Funktionsstörung ist in diesen Fällen oft nicht Ursache, sondern Ausdruck tiefer struktureller Entwurzelung. Sexualität wird dann nicht als lustvoller, bindender oder identitätsstiftender Raum erlebt, sondern als Quelle von Schmerz, Machtlosigkeit oder Ausgrenzung. Therapeutische Zugänge erfordern hier nicht nur psychosexuelle Kompetenz, sondern auch kultur-, trauma- und migrationssensible Begleitung, niedrigschwellige Versorgung, eine achtsame Sprache und interdisziplinäre Kooperation mit Sozialarbeit, Recht, Medizin und Bildung.

Ziel muss es sein, sexualmedizinische Versorgung für alle zugänglich zu machen – unabhängig vom

Aufenthaltsstatus, Einkommen, Bildungsgrad oder Wohnsitz. Die sexuelle Gesundheit ist ein Menschenrecht – und dieses muss auch in der therapeutischen Praxis verwirklicht werden.

10.6 Literaturverzeichnis Kapitel 11

Althof, S. E., McMahon, C. G., Waldinger, M. D., Serefoglu, E. C., Shindel, A. W., Adaikan, G., ... & Rowland, D. L. (2014). An update of the International Society of Sexual Medicine's guidelines for the diagnosis and treatment of premature ejaculation. *Journal of Sexual Medicine, 11*(6), 1392–1422. https://doi.org/10.1111/jsm.12504

Basson, R., & Brotto, L. A. (2003). Sexual psychophysiology and effects of medical conditions and medications. *Principles and Practice of Sex Therapy*, 3, 115–144.

Brotto, L. A. (2017). Evidence-based treatments for low sexual desire in women. *Journal of Sex Research, 54*(4–5), 509–523. https://doi.org/10.1080/00224499.2016.1276880

Byers, E. S., & Rehman, U. S. (2014). Sexual well-being. In D. Tolman & L. M. Diamond (Eds.), *APA Handbook of Sexuality and Psychology* (Vol. 1, pp. 317–337). Washington, DC: American Psychological Association. https://doi.org/10.1037/14193-011

East, L. J., Jackson, D., O'Brien, L., & Peters, K. (2011). Disrupted relationships: Postnatal depression and the mother–infant relationship. *International Journal of Mental Health Nursing, 16*(1), 28–35. https://doi.org/10.1111/j.1447-0349.2007.00433.x

Fileborn, B., Thorpe, R., Hawkes, G., Minichiello, V., & Pitts, M. (2015). Sex, desire and pleasure: Considering the experiences of older Australian women. *Sexual and Relationship Therapy, 30*(1), 117–130. https://doi.org/10.1080/14681994.2014.936722

McCabe, M. P., & Taleporos, G. (2003). Sexual esteem, sexual satisfaction, and sexual behavior among people with physical disability. *Archives of Sexual Behavior, 32*(4), 359–369. https://doi.org/10.1023/A:1024047100251

Mitchell, K. R., Jones, K. G., Wellings, K., Johnson, A. M., Graham, C. A., Datta, J., & Mercer, C. H. (2016). What shapes attitudes towards sex and relationships in adolescence? Evidence from the third National Survey of Sexual Attitudes and Lifestyles. *Journal of Adolescence, 53*, 133–144. https://doi.org/10.1016/j.adolescence.2016.10.003

Murray, S. H., & Milhausen, R. R. (2012). Sexual desire and relationship duration in young men and women. *Journal of Sex & Marital Therapy, 38*(1), 28–40. https://doi.org/10.1080/0092623X.2011.569636

Schröder, J., Schulte-Markwort, M., & Brähler, E. (2013). Sexuelle Funktionsstörungen in Deutschland: Ergebnisse einer repräsentativen Umfrage. *Psychotherapie, Psychosomatik, Medizinische Psychologie, 63*(8), 322–328. https://doi.org/10.1055/s-0032-1323772

Tiefer, L. (2008). Female sexual dysfunction: A case study of disease mongering and activist resistance. *PLoS Medicine, 5*(4), e78. https://doi.org/10.1371/journal.pmed.0050078

Zitzmann, M., & Nieschlag, E. (2010). Testosterone deficiency: A common, unrecognized condition in aging men. *The Aging Male, 13*(3), 161–167. https://doi.org/10.3109/13685538.2010.489933

12. Interdisziplinäre Zusammenarbeit in der Behandlung sexueller Funktionsstörungen

Sexuelle Funktionsstörungen sind keine isolierten organischen Defekte oder rein psychische Störungen. Sie sind vielmehr komplexe, multidimensionale Phänomene, die auf der Schnittstelle von Biologie, Psychologie, Beziehung, Körperbild, sozialer Identität und kulturellem Kontext entstehen. Diese Vielschichtigkeit verlangt eine konsequent interdisziplinäre Herangehensweise, die weit über die klassische Trennung von Medizin und Psychotherapie hinausgeht. Der gelingende Umgang mit sexuellen Störungen erfordert ein strukturiertes, empathisches und abgestimmtes Zusammenwirken unterschiedlicher Fachrichtungen – sowohl auf der diagnostischen als auch auf der therapeutischen Ebene.

In der Praxis bedeutet interdisziplinäre Zusammenarbeit nicht nur, dass verschiedene Berufsgruppen „nebeneinander" arbeiten, sondern dass sie ihre Perspektiven in ein gemeinsames, patientenzentriertes Behandlungsverständnis integrieren. Dieses Verständnis basiert auf geteilter Verantwortung, offener Kommunikation, transparenten Entscheidungsprozessen und gegenseitigem Respekt. Nur so kann eine nachhaltige Verbesserung der sexuellen Lebensqualität erreicht werden – eine Verbesserung, die nicht allein in der Symptombehandlung liegt, sondern in der ganzheitlichen Stärkung sexueller Autonomie, Körperlichkeit, Intimität und Beziehungsfähigkeit.

12.1 Grundlagen einer sexualmedizinisch integrierten Versorgung

Die sexualmedizinische Versorgung ist per se interdisziplinär angelegt. Sexualität ist keine Funktion eines einzelnen Organs, sondern Ausdruck eines komplexen Zusammenspiels neuroendokriner Prozesse, psychischer Dynamiken, sozialer Interaktionen und kultureller Zuschreibungen. Entsprechend sind auch sexuelle Störungen nicht allein durch einen medizinischen Eingriff oder eine psychotherapeutische Intervention „lösbar", sondern bedürfen der strukturierten Zusammenarbeit unterschiedlicher Perspektiven.

Eine integrierte sexualmedizinische Versorgung beginnt mit einer differenzierten Anamnese, die somatische, psychische, partnerschaftliche und soziale Aspekte gleichermaßen erfasst. Sie setzt sich fort in der Zusammenarbeit von Allgemeinmedizin, Gynäkologie, Urologie, Andrologie, Endokrinologie, Psychosomatik, Psychotherapie, Sexualtherapie, Physiotherapie, Pflege, Sozialarbeit und ggf. Pädagogik, Forensik oder Ethik. Dabei sind sowohl ambulante als auch stationäre, präventive wie rehabilitative Settings einzubeziehen.

Zentral ist dabei die Haltung der Beteiligten: Sexualität wird nicht als Randthema, sondern als essenzieller Bestandteil menschlicher Gesundheit und Lebensqualität verstanden. Die Bereitschaft, über Fachgrenzen hinaus zu denken, offen zu kommunizieren und Verantwortung zu teilen, ist die Grundlage jeder funktionierenden interdisziplinären Versorgung.

12.2 Medizinische, psychologische und körpertherapeutische Rollen im Behandlungsteam

Im Zentrum der medizinischen Perspektive stehen Diagnostik, Abklärung somatischer Ursachen und ggf. medikamentöse oder operative Behandlungsstrategien. Urologinnen und Andrologen betreuen u. a. Patienten mit erektiler Dysfunktion, Hormonmangel oder ejakulatorischen Störungen. Gynäkologinnen behandeln unter anderem hormonell bedingte Libidostörungen, Schmerzen beim Geschlechtsverkehr, postmenopausale Beschwerden und vaginale Atrophie. Endokrinologinnen analysieren hormonelle Ungleichgewichte, die zu sexuellen Störungen führen können, etwa bei Schilddrüsenfunktionsstörungen, Diabetes oder Hypogonadismus. Auch internistische, neurologische oder kardiologische Ursachen sind integraler Bestandteil der medizinischen Betrachtung.

Die psychologische und psychotherapeutische Perspektive bringt hingegen tiefere Einsichten in die individuellen, beziehungsspezifischen und lebensgeschichtlichen Bedingungen sexueller Symptome ein. Sie reicht von der kognitiv-verhaltenstherapeutischen Behandlung von Leistungsdruck oder sexuellen Ängsten bis hin zu tiefenpsychologischen, traumatherapeutischen oder systemischen Interventionen bei langjährig verfestigten Mustern. Therapeutinnen analysieren nicht nur die Funktion des Symptoms, sondern bieten Wege an, wie sexuelles Begehren neu entdeckt, Sprachlosigkeit überwunden und intime Kommunikation ermöglicht werden kann.

Körpertherapeutische Verfahren – etwa Beckenbodentherapie, somatische Bewegungstherapie, Biofeedback oder körperzentrierte Achtsamkeit – stellen das sinnlich-leibliche Erleben in den Mittelpunkt. Sie ermöglichen einen neuen Zugang zu Lust, Berührung, Körpergrenzen und Selbstwahrnehmung – insbesondere dann, wenn verbale Verfahren an ihre Grenzen stoßen. Gerade bei Patienten mit chronischem Schmerz, Dissoziation, sexueller Traumatisierung oder Körperbildstörungen können diese Methoden zentrale Bausteine des Behandlungskonzepts sein.

12.3 Sexualpädagogik, Pflege und psychosoziale Begleitung

Neben medizinischen und psychotherapeutischen Fachkräften spielen auch sexualpädagogische und psychosoziale Berufe eine wichtige Rolle in der interdisziplinären

Behandlung. Sexualpädagoginnen klären über sexuelle Vielfalt, Konsens, Beziehungsgestaltung, Pornografie, Selbstwahrnehmung und Schutzrechte auf. Sie arbeiten vor allem präventiv, stärken die sexuelle Selbstwirksamkeit und fördern eine offene, nicht wertende Kommunikation. Ihr Wissen ist vor allem bei jungen Menschen, bei Menschen mit geistiger Behinderung, in Schulen, Einrichtungen oder bei Menschen mit Migrationshintergrund unverzichtbar.

Pflegekräfte in stationären Einrichtungen sind oft die ersten Ansprechpartnerinnen für Fragen der Intimität, Körperlichkeit oder sexuellen Bedürfnissen bei Krankheit, Behinderung oder im Alter. Ihre Rolle ist besonders bedeutsam in geriatrischen, palliativen oder psychiatrischen Settings, wo Sexualität häufig tabuisiert wird. Durch Schulung und interprofessionelle Zusammenarbeit können sie dazu beitragen, die Würde und Selbstbestimmung der Betroffenen auch in sensiblen Bereichen wie Körperpflege, Nähe und Intimsphäre zu schützen.

Sozialarbeiterinnen, Peer-Berater, Selbsthilfegruppen und Angehörige ergänzen das professionelle Netz durch alltagsnahe, emotionale und lebensweltlich verankerte Unterstützung. Sie helfen, Barrieren zu benennen, Versorgungslücken zu erkennen und partizipative Prozesse zu initiieren, bei denen Betroffene nicht nur passiv empfangen, sondern aktiv gestalten.

12.4 Kommunikation, Fallkoordination und institutionelle Struktur

Interdisziplinäre Zusammenarbeit bedarf klarer Strukturen: definierter Kommunikationswege, abgestimmter Dokumentation, regelmäßiger Fallbesprechungen, kollegialer Supervision und ethischer Reflexionsräume. Gerade in einem Bereich wie Sexualität, der mit hoher emotionaler Ladung, kultureller Sensibilität und individueller Verletzlichkeit verbunden ist, braucht es sichere Rahmenbedingungen, die Diskretion, Vertrauen und Transparenz gewährleisten.

Die Koordination komplexer Fälle – etwa bei multiplen Beschwerden, psychischen Komorbiditäten, chronischer Erkrankung oder Partnerschaftsproblemen – erfordert eine klare Fallführung, in der eine zentrale Ansprechperson (z. B. sexualmedizinisch oder psychotherapeutisch geschult) die verschiedenen Perspektiven zusammenführt. Digitale Dokumentation, gemeinsame Fallkonferenzen, abgestimmte Therapieziele und flexible Übergänge zwischen ambulanten und stationären Settings unterstützen diesen Prozess.

Institutionell müssen interdisziplinäre Behandlungsformen auch strukturell abgesichert sein: durch finanzielle Ressourcen, interprofessionelle Teams, sexualmedizinische Ambulanzen, Fortbildungsangebote, Leitlinien und Qualitätssicherung. Ohne eine institutionelle Verankerung bleibt

Interdisziplinarität häufig ein Ideal ohne praktische Durchsetzungskraft.

12.5 Ethische Grundhaltungen und das Prinzip der geteilten Verantwortung

Die sexuelle Gesundheit eines Menschen betrifft die tiefsten Bereiche seiner Identität, seiner sozialen Bindungen und seines körperlich-seelischen Selbstverständnisses. Interdisziplinäre Zusammenarbeit muss daher nicht nur fachlich kompetent, sondern auch ethisch reflektiert, machtbewusst und partizipativ gestaltet sein. Es gilt, die betroffene Person als Expertin ihrer selbst ernst zu nehmen, ihre Deutungen zu respektieren, ihre Wünsche zu achten und sie aktiv in die Therapieplanung einzubeziehen.

Das Prinzip der geteilten Verantwortung bedeutet dabei nicht nur, dass Fachpersonen ihre jeweiligen Beiträge leisten, sondern dass sie gemeinsam Verantwortung übernehmen – für einen Umgang mit Sexualität, der frei ist von Pathologisierung, Normierung oder paternalistischen Interventionen. In einem gelingenden Team ergänzt sich die Fachlichkeit mit menschlicher Zuwendung, reflexiver Offenheit und struktureller Fairness.

Interdisziplinäre Sexualmedizin ist mehr als die Summe ihrer Teile. Sie ist Ausdruck einer Haltung, in der Sexualität als zutiefst menschlicher Ausdruck von Beziehung, Sinnlichkeit, Verletzlichkeit und Autonomie verstanden wird –

und in der Fachkräfte gemeinsam daran arbeiten, dass diese Dimension im Leben nicht nur erhalten, sondern gelebt werden kann.

12.6 Literaturverzeichnis Kapitel 12

lthof, S. E., McCabe, M. P., & McMahon, C. G. (2016). An update on psychological interventions for sexual dysfunctions. *Journal of Sexual Medicine, 13*(3), 307–322. https://doi.org/10.1016/j.jsxm.2015.12.023

Bancroft, J. (2009). *Human Sexuality and Its Problems* (3rd ed.). Edinburgh: Churchill Livingstone.

Bitzer, J., & Giraldi, A. (2017). Sexual medicine: Bridging the gap between medical and psychosocial approaches. *Journal of Psychosomatic Research, 100*, 1–3. https://doi.org/10.1016/j.jpsychores.2017.07.003

Byers, E. S., & Rehman, U. S. (2014). Sexual well-being. In D. Tolman & L. M. Diamond (Eds.), *APA Handbook of Sexuality and Psychology* (Vol. 1, pp. 317–337). Washington, DC: American Psychological Association. https://doi.org/10.1037/14193-011

Fugl-Meyer, K. S. (2007). Sexual health—a new focus in medicine. *Scandinavian Journal of Caring Sciences, 21*(3), 210–215. https://doi.org/10.1111/j.1471-6712.2007.00465.x

Heiman, J. R., & LoPiccolo, J. (2004). Becoming orgasmic: A sexual and personal growth program for women (rev. ed.). New York: Simon & Schuster.

Katz, A., & Dizon, D. S. (2016). Sexuality after cancer: A model for sexual recovery. *Journal of Clinical Oncology, 34*(5), 516–522. https://doi.org/10.1200/JCO.2015.64.9015

McCarthy, B., & Wald, L. M. (2015). *Sexual Awareness: Your Guide to Healthy Couple Sexuality* (5th ed.). New York: Routledge.

Mulhall, J. P., & Bella, A. J. (2021). Sexual medicine as a model for multidisciplinary and interprofessional care. *Sexual Medicine Reviews, 9*(4), 540–549. https://doi.org/10.1016/j.sxmr.2021.06.002

Pattison, S., & Edgar, A. (2016). *Integrity and the Health Professions: Medicine, Nursing and the Ethics of Care*. London: Routledge.

Shindel, A. W., & Parish, S. J. (2013). Sexuality education in medical school: Progress and barriers. *Current Sexual Health Reports, 5*(2), 86–90. https://doi.org/10.1007/s11930-013-0025-2

Tiefer, L. (2014). Beyond the medical model of women's sexual problems: A campaign to resist the pharmaceuticalization of sexuality. *PLOS Medicine, 11*(9), e1001740. https://doi.org/10.1371/journal.pmed.1001740

World Association for Sexual Health. (2015). *Declaration of Sexual Rights*. Retrieved from https://www.worldsexology.org

13. Gesellschaftliche und kulturelle Dimensionen sexueller Funktionsstörungen

Sexualität ist nicht nur ein biologisches oder psychologisches Phänomen. Sie ist immer auch kulturell kodiert, gesellschaftlich reguliert und historisch geprägt. Was als „normale" Sexualität gilt, unterliegt kollektiven Erzählungen, moralischen Deutungen, religiösen Vorschriften, medialen Darstellungen und politischen Machtverhältnissen. In diesem kulturellen Rahmen entstehen individuelle sexuelle Skripte – also internalisierte Vorstellungen darüber, wie Sexualität zu sein hat: wer, wann, wie, mit wem und mit welcher Funktion sie gelebt werden soll. Diese Skripte sind nicht frei gewählt, sondern durch Sozialisationsprozesse vermittelt, durch Sprache strukturiert und durch soziale Erwartung kontrolliert.

Sexuelle Funktionsstörungen sind in diesem Kontext nicht nur als medizinische Abweichung, sondern auch als Ausdruck gesellschaftlicher Zumutungen zu verstehen. Sie spiegeln das Spannungsverhältnis zwischen individuellen Bedürfnissen und kollektiv verordneten Normen, zwischen Lust und Leistung, zwischen Begehren und Gehorsam. Insofern ist jede Störung auch ein Symptom gesellschaftlicher Wirklichkeit – ein Ausdruck von Widersprüchen, die sich im Körper, in der Psyche und in der Beziehung verdichten. Eine tiefgreifende Analyse sexueller Störungen muss daher immer auch die kulturellen und sozialen Bedingungen mitreflektieren, unter denen sie entstehen und aufrechterhalten werden.

13.1 Kulturelle Skripte und sexuelle Normen

In jeder Gesellschaft existieren dominante Vorstellungen darüber, was als „richtige" Sexualität gilt. Diese Vorstellungen betreffen die Häufigkeit, Dauer, Technik, Rollenverteilung, Orientierung, Partnerwahl, Lebensalter, Körperform und Zielsetzung von sexuellen Handlungen. Wer von diesen Normen abweicht – sei es durch mangelnde Lust, nicht-normative Begehren, körperliche Einschränkungen oder alternative Beziehungsformen – wird schnell mit Stigmatisierung, Pathologisierung oder Ausschluss konfrontiert.

Besonders wirkmächtig sind geschlechtsspezifische Skripte: Männer sollen sexuell initiativ, leistungsfähig, jederzeit erregbar und orgasmusorientiert sein; Frauen sollen begehrenswert, empfänglich, anpassungsfähig und emotional investiert sein. Diese normativen Zuschreibungen prägen das Selbstbild, die Kommunikation und das Verhalten – und führen nicht selten dazu, dass Abweichungen als persönliches Versagen empfunden werden. Viele sexuelle Störungen resultieren daher nicht aus einem individuellen Defizit, sondern aus der Unmöglichkeit, kulturell gesetzte Erwartungen dauerhaft zu erfüllen.

Die therapeutische Arbeit mit sexuellen Funktionsstörungen erfordert deshalb eine kritische Auseinandersetzung mit internalisierten Skripten. Die Frage ist nicht nur: „Was funktioniert nicht?", sondern: „Was wurde von mir erwartet – und will ich das wirklich leben?" Indem Menschen lernen, ihre sexuellen Skripte zu hinterfragen, eigene Wünsche zu formulieren und sich von normativem Druck zu befreien, entsteht die Möglichkeit einer lustvolleren, individuelleren und selbstbestimmten Sexualität.

13.2 Mediale Bilder, Pornografie und digitale Sexualität

In einer zunehmend digitalisierten Gesellschaft haben sich die Bilderwelten der Sexualität radikal verändert. Pornografie, soziale Medien, Dating-Apps, Influencer-Kulturen und algorithmische Empfehlungen strukturieren nicht nur die sexuelle Fantasie, sondern auch das Selbstbild und die Beziehungsgestaltung. Die ständige Verfügbarkeit sexueller Inhalte, der Vergleich mit inszenierten Körpern und die Gamifizierung von Intimität führen dazu, dass viele Menschen unter einem erhöhten Erwartungsdruck stehen – sowohl hinsichtlich ihres eigenen Begehrens als auch ihrer „Performance".

Besonders junge Menschen wachsen heute mit einem medialen Dauerangebot auf, das Sexualität als perfektionierte Darstellung inszeniert. Der eigene Körper erscheint dann im Kontrast als unzulänglich, das eigene Begehren als falsch, die eigene Praxis als ungenügend. Die Folge sind Lustverlust, Angst vor Versagen, Distanz zum eigenen Körper oder der Rückzug aus realen Begegnungen.

Zugleich bieten digitale Räume auch neue Möglichkeiten: für sexuelle Aufklärung, für Community-Bildung, für marginalisierte Orientierungen, für visuelle Inspiration und für geschützte Gespräche über Wünsche. In der sexualtherapeutischen Praxis ist es daher entscheidend, digitale Sexualkulturen nicht zu verteufeln, sondern differenziert zu betrachten: Welche Rolle spielen sie im Leben der Betroffenen? Welche Bilder wurden übernommen, welche wurden nie hinterfragt, welche dürfen losgelassen werden?

13.3 Religion, Moral und sexuelle Schuldgefühle

In vielen kulturellen Kontexten ist Sexualität nicht nur normativ geregelt, sondern auch moralisch aufgeladen. Religiöse Lehren, tradierte Wertvorstellungen und kulturelle Tabus vermitteln oft ambivalente Botschaften: Sexualität ist einerseits heilig und identitätsstiftend, andererseits gefährlich, beschämend oder sündhaft. Besonders Frauen, queere Menschen oder Menschen mit nicht-monogamen Lebensentwürfen erfahren in solchen Kontexten eine erhöhte Vulnerabilität für sexuelle Störungen – etwa in Form von Schuldgefühlen, Angst vor Kontrolle, innerer Abspaltung oder Vermeidung.

Sexuelle Funktionsstörungen entstehen hier häufig als psychosomatische Reaktion auf unerlaubte Wünsche, als „Bestrafung" eines inneren Normbruchs oder als Kompromissbildung zwischen eigenem Begehren und familiär-sozialer Loyalität. Viele Betroffene können keine Lust empfinden, ohne Schuld zu fühlen, keinen Orgasmus erleben, ohne sich zu rechtfertigen, oder keine Beziehung führen, ohne sich selbst in Frage zu stellen.

Therapeutisch bedeutet dies: Sexualität muss wieder vom Moraldiskurs befreit werden. Nicht im Sinne eines Werteverlusts, sondern im Sinne einer Autonomisierung. Menschen sollen ermutigt werden, eigene Ethiken zu entwickeln, ihre Bedürfnisse mit ihrer spirituellen Haltung in Einklang zu bringen und Sexualität als bejahenden Teil ihres Lebens zu integrieren – ohne Fremdbestimmung, aber auch ohne Beliebigkeit.

13.4 Soziale Ungleichheit und strukturelle Barrieren

Sexuelle Gesundheit ist eng verknüpft mit sozialer Teilhabe, ökonomischer Sicherheit, Bildung und Zugang zu Versorgung. Menschen in prekären Lebenslagen, mit chronischen Erkrankungen, mit Behinderung, mit Migrationsgeschichte oder aus marginalisierten Communities erleben häufiger Barrieren, wenn es um den Zugang zu sexualmedizinischer Hilfe geht. Sie haben seltener die Ressourcen, über ihre Sexualität zu sprechen, sie zu reflektieren oder therapeutische Angebote zu nutzen. Gleichzeitig sind sie häufiger von sexueller Ausgrenzung, Diskriminierung oder Gewalt betroffen.

In solchen Kontexten sind sexuelle Funktionsstörungen nicht nur individuelles Leid, sondern auch Ausdruck struktureller Ungleichheit. Die Therapie darf diese Umstände nicht ignorieren, sondern muss sie aktiv einbeziehen – etwa durch kultursensible Sprache, barrierearme Zugänge, niedrigschwellige Angebote, Empowerment-Strategien und intersektionale Analyse. Die Frage „Was stört Ihre Sexualität?" muss hier ergänzt werden durch: „Was hat es Ihnen erschwert, Ihre Sexualität zu leben – und wer hat darüber bestimmt?"

13.5 Kulturelle Diversität in Therapie und Forschung

Eine kultursensible sexualtherapeutische Praxis bedeutet, nicht von universellen Normen auszugehen, sondern die Vielfalt sexueller Ausdrucksformen, Beziehungen, Werte und Identitäten ernst zu nehmen. Menschen aus unterschiedlichen kulturellen Kontexten bringen unterschiedliche Vorstellungen von Körper, Intimität, Geschlecht, Rollenverteilung und Begehren mit. Diese Vorstellungen sind nicht defizitär, sondern legitim – solange sie auf Freiwilligkeit, Respekt und Konsens basieren.

Therapeutinnen und Therapeuten müssen sich deshalb kontinuierlich mit ihren eigenen kulturellen Prägungen, normativen Annahmen und unbewussten Bewertungen auseinandersetzen. Sie sollten nicht versuchen, „anzupassen", sondern „zu verstehen". Kultur ist dabei nicht statisch, sondern dynamisch. Sie ist nicht ethnisch fixiert, sondern biografisch verankert. Und sie ist nicht neutral, sondern durch Machtverhältnisse strukturiert.

Eine solche Haltung ermöglicht es, auch die Forschung neu zu denken: weg von normativen Fragebögen und standardisierten Modellen, hin zu qualitativen, lebensweltnahen, partizipativen und kontextsensiblen Zugängen. Nur so kann das Wissen über sexuelle Funktionsstörungen erweitert werden – und zwar im Sinne einer inklusiven, gerechtigkeitsorientierten und pluralistischen Sexualwissenschaft.

13.6 Literaturverzeichnis Kapitel 13

Attwood, F. (2011). Through the looking glass? Sexual agency and subjectification online. *Communication Review, 14*(3), 197–214.
https://doi.org/10.1080/10714421.2011.597240

Braun, V., & Tiefer, L. (2010). The 'new' sex therapy: Cultural narratives and the therapeutic imagination. *Journal of Sex Research, 47*(2), 104–117.
https://doi.org/10.1080/00224490903402538

Diamond, L. M., & Tolman, D. L. (2012). Gender, sexuality, and the self: The personal is political. In L. M. Diamond & D. L. Tolman (Eds.), *APA Handbook of Sexuality and Psychology* (Vol. 1, pp. 149–190). Washington, DC: American Psychological Association. https://doi.org/10.1037/13793-006

Fahs, B. (2014). "Freedom to" and "freedom from": A new vision for sex-positive politics. *Sexualities, 17*(3), 267–290. https://doi.org/10.1177/1363460714524808

García, L., & Fields, J. (2017). Sexuality and social justice: Moving toward intersectional sexual health. *American Journal of Sexuality Education, 12*(3), 201–207. https://doi.org/10.1080/15546128.2017.1342191

Hooks, B. (2000). *All About Love: New Visions*. New York: William Morrow.

Kimmel, M. (2008). *Guyland: The perilous world where boys become men*. New York: Harper.

McClelland, S. I. (2010). Intimate justice: A critical analysis of sexual satisfaction. *Social and Personality Psychology Compass, 4*(9), 663–680. https://doi.org/10.1111/j.1751-9004.2010.00293.x

Nagel, J. (2003). *Race, ethnicity, and sexuality: Intimate intersections, forbidden frontiers*. Oxford: Oxford University Press.

Rinehart, N. J., & McCabe, M. P. (1998). Cross-cultural perspectives on female sexuality. *Archives of Sexual Behavior, 27*(2), 109–129. https://doi.org/10.1023/A:1018620426742

Rubin, G. (1984). Thinking sex: Notes for a radical theory of the politics of sexuality. In C. S. Vance (Ed.), *Pleasure and Danger: Exploring Female Sexuality* (pp. 267–319). Boston: Routledge & Kegan Paul.

Tiefer, L. (2001). A new view of women's sexual problems: Why new? Why now? *Journal of Sex & Marital Therapy, 27*(2), 103–114. https://doi.org/10.1080/009262301520358 31

Tolman, D. L. (2002). *Dilemmas of Desire: Teenage Girls Talk About Sexuality*. Cambridge, MA: Harvard University Press.

WHO Regional Office for Europe. (2010). *Standards for Sexuality Education in Europe: A Framework for Policy Makers, Educational and Health Authorities and Specialists*. Cologne: Federal Centre for Health Education (BZgA). Retrieved from https://www.bzga-whocc.de

14. Rechtliche Aspekte und ethische Fragestellungen im Kontext sexueller Funktionsstörungen

Die Auseinandersetzung mit sexuellen Funktionsstörungen berührt nicht nur medizinisch-therapeutische, sondern auch tiefgreifende rechtliche und ethische Fragen. Sexualität ist ein höchst persönlicher Lebensbereich, der rechtlich geschützt, aber auch moralisch reglementiert ist. Wer sexualtherapeutisch arbeitet, bewegt sich in einem Spannungsfeld zwischen Selbstbestimmung und Fürsorgepflicht, zwischen Aufklärung und Schutz, zwischen Intimsphäre und professioneller Grenzziehung.

Rechtlich sind sexuelle Funktionsstörungen keine eigenständige juristische Kategorie. Doch zahlreiche Normen aus Zivil-, Straf-, Berufs-, Aufklärungs-, Sozial- und Datenschutzrecht betreffen unmittelbar die Bedingungen, unter denen sexuelle Beratung und Therapie stattfinden dürfen. Ethisch stellt sich die Frage, wie Therapeutinnen und Therapeuten mit Macht, Nähe, kultureller Differenz und dem Schutz besonders vulnerabler Gruppen umgehen. Das Bewusstsein für diese Dimensionen ist Voraussetzung für eine verantwortungsvolle, reflektierte und rechtskonforme sexualmedizinische und sexualtherapeutische Praxis.

14.1 Einwilligung und Aufklärung

Im medizinischen und psychotherapeutischen Kontext bildet die informierte Einwilligung das zentrale juristische Prinzip. Jede Behandlung – auch jede Form der sexualmedizinischen Diagnostik oder Therapie – erfordert eine freiwillige, informierte und verstandesgemäß nachvollziehbare Zustimmung der betroffenen Person. Dies gilt sowohl für körperliche Untersuchungen, hormonelle Behandlungen, psychotherapeutische Interventionen als auch für Beziehungsarbeit oder Körpertherapie.

Besondere Anforderungen gelten bei Minderjährigen, Menschen mit kognitiven Einschränkungen oder bei eingeschränkter Geschäftsfähigkeit. Hier müssen Aufklärung, Einwilligung und Mitentscheidung in alters- und verständnisgerechter Weise erfolgen, ggf. unter Einbezug von Sorgeberechtigten oder rechtlichen Vertretungen. Eine sexualmedizinische Einwilligung ist immer auch eine Grenzziehung: Sie schützt sowohl die betroffene Person vor Übergriffen als auch die Fachkraft vor rechtlicher Unsicherheit. Dokumentation, Transparenz und dialogische Kommunikation sind hier zentrale Instrumente rechtssicherer Praxis.

14.2 Schweigepflicht, Datenschutz und Intimsphäre

Sexuelle Informationen gehören zu den sensibelsten Daten überhaupt. Ihre Weitergabe unterliegt der ärztlichen oder psychotherapeutischen Schweigepflicht und den Bestimmungen des Datenschutzrechts. Dies betrifft nicht nur Therapieinhalte, sondern auch Diagnosen, Medikationen, Bilder, Laborwerte, Aufzeichnungen und elektronische Kommunikation. Ein Bruch der Schweigepflicht – sei es absichtlich, fahrlässig oder durch unzureichende Datensicherung – kann straf- und haftungsrechtliche Konsequenzen nach sich ziehen.

Zugleich verlangt der Schutz der Intimsphäre besondere Sensibilität im Umgang mit körperlichen Untersuchungen, dokumentierten Inhalten oder interdisziplinärer Zusammenarbeit. Jede Form der Fallbesprechung, der Supervision oder der Zusammenarbeit mit Dritten bedarf einer Einwilligung – insbesondere, wenn Sexualität explizit thematisiert wird. Auch in stationären Einrichtungen, in der Pflege oder im klinischen Alltag müssen Räume geschaffen werden, in denen sexuelle Themen diskret, vertraulich und geschützt angesprochen werden können.

14.3 Sexualität und Strafrecht

Ein weiterer sensibler Bereich betrifft die Schnittstellen zwischen Sexualität und Strafrecht. In der Behandlung sexueller Funktionsstörungen kann es zur Offenlegung von Gewalterfahrungen, Grenzverletzungen oder Missbrauch kommen. Therapeutinnen und Therapeuten sind in solchen Fällen nicht nur mit einem psychischen Leidensbild konfrontiert, sondern auch mit rechtlich relevanten Sachverhalten – etwa bei Kinderschutz, häuslicher Gewalt, sexueller Nötigung oder nicht einvernehmlichen sexuellen Handlungen. Dabei ist die Schweigepflicht zunächst vorrangig – außer es besteht eine akute Gefährdungslage oder eine gesetzlich begründete Anzeigepflicht. Therapeutinnen und Therapeuten sollten mit den jeweiligen nationalen Bestimmungen vertraut sein und in belastenden Fällen Supervision, kollegiale Beratung oder juristische Expertise hinzuziehen. Wichtig ist: Die therapeutische Aufgabe besteht nicht in der juristischen Bewertung, sondern in der Begleitung des Erlebens – es sei denn, es stehen konkrete Schutzinteressen Dritter im Vordergrund.

14.4 Berufsethik und professionelle Grenzen

Der therapeutische Umgang mit Sexualität erfordert besondere ethische Wachsamkeit. Die Grenze zwischen professioneller Nähe und privater Verstrickung kann in sexualtherapeutischen Settings besonders herausfordernd sein. Körperliche Themen, Intimität, Berührungen oder nonverbale Prozesse können emotionale Übertragungen und Gegenübertragungen intensivieren. Eine professionelle Haltung beinhaltet daher die bewusste Regulierung eigener Reaktionen, die Reflexion ungleicher Machtverhältnisse und die klare Abgrenzung von privaten Bedürfnissen.

Der Verhaltenskodex für psychologische, ärztliche oder therapeutische Fachkräfte schließt jede Form sexueller oder erotischer Beziehung mit aktuellen oder ehemaligen Patientinnen und Patienten aus – auch über das Ende der Therapie hinaus. Gleiches gilt für Suggestionen, Grenzverwischungen oder unklare Botschaften. Die therapeutische Beziehung ist kein symmetrischer Raum, sondern ein professionelles Setting mit klaren Verantwortungsstrukturen. Ihre Integrität zu wahren, ist ethisch wie rechtlich verpflichtend.

14.5 Kulturelle Sensibilität und Diskriminierungsfreiheit

Ein zentrales ethisches Prinzip in der Behandlung sexueller Funktionsstörungen ist die Gleichbehandlung aller Menschen – unabhängig von Geschlecht, sexueller Orientierung, Herkunft, Religion, Behinderung, Alter oder Lebensform. Therapeutinnen und Therapeuten sind verpflichtet, diskriminierungsfrei, kultursensibel und ressourcenorientiert zu arbeiten. Dazu gehört nicht nur das Unterlassen von Bewertung, sondern die aktive Förderung eines offenen, respektvollen und geschützten Dialogs.

Sexuelle Normen, religiöse Werte, familiäre Rollenerwartungen oder sprachliche Unterschiede dürfen nicht pathologisiert werden, sondern müssen im Sinne einer kultursensiblen Diagnostik verstanden werden. Gleichzeitig dürfen fundamentale Menschenrechte – etwa das Recht auf körperliche und sexuelle Selbstbestimmung – nicht relativiert werden. Die therapeutische Haltung bewegt sich hier in einem Spannungsfeld zwischen Respekt und Schutzauftrag, zwischen Akzeptanz und kritischer Reflexion.

14.6 Sexualmedizinische Forschung und Ethik

Auch die sexualmedizinische Forschung unterliegt ethischen Rahmenbedingungen. Studien zu sexuellen Funktionsstörungen müssen den Kriterien von Freiwilligkeit, Anonymität, Risikominimierung, Transparenz und Nutzenorientierung entsprechen. Besonders sensibel sind Forschungsprojekte, die intime Fragen, körperliche Reaktionen, visuelle Reize oder interaktive Szenarien beinhalten. Hier ist eine ethische Begutachtung durch unabhängige Ethikkommissionen zwingend erforderlich.

Forschung an vulnerablen Gruppen – etwa Minderjährigen, Menschen mit Behinderung, Gewaltopfern oder nicht einwilligungsfähigen Personen – unterliegt besonderen Schutzbestimmungen. Auch im Umgang mit digitalen Daten, KI-Systemen oder Virtual-Reality-Anwendungen müssen datenschutzrechtliche und ethische Standards eingehalten werden. Die sexuelle Integrität der Teilnehmenden ist jederzeit zu achten – nicht nur rechtlich, sondern in jeder Phase des Forschungsprozesses auch moralisch.

14.7 Literaturverzeichnis Kapitel 14

Beauchamp, T. L., & Childress, J. F. (2019). *Principles of Biomedical Ethics* (8th ed.). New York: Oxford University Press.

Biller-Andorno, N., & Vollmann, J. (2016). Ethik in der Sexualmedizin. In M. E. Beutel, K. Loewit, & A. Dekker (Eds.), *Sexualmedizin: Grundlagen und Praxis* (pp. 751–761). Berlin: Springer. https://doi.org/10.1007/978-3-662-46968-7_65

British Association for Sexual Health and HIV. (2019). *Standards for the management of sexually transmitted infections.* Retrieved from https://www.bashh.org

Deutscher Ethikrat. (2013). *Selbstbestimmung und Fürsorge – Kriterien der Einwilligungsfähigkeit bei Menschen mit Demenz.* Berlin: Deutscher Ethikrat.

European Federation of Sexology. (2020). *Guidelines for ethics in sexology.* Retrieved from https://www.europeansexology.com

Fischer, M., & Wältermann, G. (2018). *Medizinrecht: Ein Lehrbuch für Studium und Praxis* (4. Aufl.). München: C.H. Beck.

Kaplan, R. M., & Satterfield, J. M. (2011). Ethics in patient-centered care. *Journal of Health Psychology, 16*(3), 373–384. https://doi.org/10.1177/1359105310383161

Levine, S. B. (2017). Reflections on the clinician's role with patients who have atypical sexual interests. *Archives of Sexual Behavior, 46*, 233–236. https://doi.org/10.1007/s10508-016-0834-1

McCarthy, B., & Wald, L. M. (2013). Ethics and boundaries in sex therapy. *Sexual and Relationship Therapy, 28*(3), 267–274. https://doi.org/10.1080/14681994.2013.807893

Pope, K. S., & Vasquez, M. J. T. (2016). *Ethics in Psychotherapy and Counseling: A Practical Guide* (5th ed.). Hoboken, NJ: John Wiley & Sons.

Schneewind, K. A., & Schultz-Venrath, U. (Eds.). (2020). *Psychotherapie und Recht: Grundlagen, Praxis, Perspektiven.* Stuttgart: Kohlhammer.

Tiefer, L. (2004). *Sex is not a natural act and other essays* (2nd ed.). Boulder, CO: Westview Press.

World Health Organization. (2010). *Developing sexual health programmes: A framework for action.* Geneva: WHO Press. Retrieved from https://www.who.int/reproductivehealth

15. Ausblick – Sexualität in einer sich wandelnden Gesellschaft

Sexualität befindet sich in einem ständigen kulturellen, technologischen, medizinischen und sozialen Wandel. Die Art und Weise, wie Menschen ihre Sexualität empfinden, leben, reflektieren und behandeln lassen, ist nicht statisch, sondern geprägt von kollektiven Diskursen, gesellschaftlichen Normverschiebungen, medizinischen Innovationen, globalen Entwicklungen und digitalen Umbrüchen. Inmitten dieser Transformationen stehen auch die Konzepte sexueller Gesundheit und sexueller Funktionsstörungen vor neuen Herausforderungen und Chancen.

Die zunehmende Sichtbarkeit sexueller Vielfalt, die Relativierung tradierter Geschlechterrollen, die Enttabuisierung vieler sexueller Themen und die Entstehung neuer Kommunikationsräume bieten Menschen heute mehr Möglichkeiten denn je, Sexualität selbstbestimmt und plural zu gestalten. Gleichzeitig steigt aber auch die Verunsicherung: Was gilt als „normal"? Was ist zu viel, was zu wenig? Wann ist sexuelle Differenz eine Störung – und wann Ausdruck individueller Lebensgestaltung? Diese Fragen stellen sich sowohl auf individueller als auch auf professioneller Ebene mit zunehmender Dringlichkeit.

15.1 Entgrenzung und Fragmentierung sexueller Identität

In einer zunehmend posttraditionellen Gesellschaft verliert Sexualität ihren einstigen festen Platz innerhalb von Ehe, Reproduktion oder festen Beziehungsmodellen. Die Vielfalt sexueller Orientierungen, Identitäten und Beziehungsformen wird zunehmend anerkannt – nicht nur rechtlich, sondern auch in der öffentlichen Wahrnehmung. Polyamorie, Asexualität, nicht-binäre Geschlechtsidentitäten oder queere Lebensentwürfe sind Ausdruck dieser gesellschaftlichen Öffnung.

Gleichzeitig erfahren viele Menschen ihre Sexualität als fragmentiert oder diffus. Inmitten wachsender Wahlmöglichkeiten entsteht auch eine neue Form von Orientierungslosigkeit: Was ist mein Begehren? Wie definieren wir Beziehung? Was macht sexuelles Glück aus? Diese Fragen können zu innerem Druck, Selbstzweifeln oder einer Abwertung des eigenen Erlebens führen – gerade dann, wenn gesellschaftliche Narrative Leistungsfähigkeit, Attraktivität und sexuelle Erfüllung als normativen Maßstab setzen.

Therapeutisch bedeutet das: Der Blick muss sich weg von normativen Kategorien hin zu individuellen Bedeutungsräumen verschieben. Sexualität wird zunehmend als fluider Prozess verstanden – als etwas, das sich im Lebensverlauf verändert, neu verhandelt und immer wieder subjektiv gefunden werden muss. Diese Offenheit ist Chance und Herausforderung zugleich.

15.2 Digitalisierung, Technisierung und neue Körperverhältnisse

Die Digitalisierung hat die Rahmenbedingungen sexueller Begegnung und Kommunikation tiefgreifend verändert. Virtuelle Plattformen, Dating-Apps, Sex-Toys, KI-gesteuerte Chatbots, Virtual Reality und digitale Sexualtherapieformate schaffen neue Räume für Lust, Interaktion und Selbsterkundung. Gleichzeitig stellen sie die therapeutische Praxis vor neue Fragen: Wie beeinflusst digitale Sexualität die reale? Wie verändert sich das Körpererleben unter digitalen Bedingungen? Wie wird Intimität neu definiert?

Der Körper wird zunehmend zum Projekt: optimierbar, darstellbar, veränderbar. Schönheitschirurgie, geschlechtsangleichende Verfahren, hormonelle Selbstmedikation oder biomechanische Unterstützungssysteme prägen ein neues Verhältnis zum eigenen Leib. Die Grenzen zwischen „natürlich" und „konstruiert", zwischen Biologie und Technologie werden fließender – auch in der Sexualität.

In der sexualtherapeutischen Praxis erfordert dies eine hohe Reflexionsbereitschaft. Es gilt, neue Körperpraktiken weder vorschnell zu pathologisieren noch unkritisch zu bejahen. Vielmehr muss das individuelle Erleben, der Kontext und die subjektive Bedeutung im Mittelpunkt stehen:

Was bewirkt eine Maßnahme – und wie verändert sie das sexuelle Selbstverhältnis?

15.3 Globale Einflüsse und kulturelle Pluralität

Migration, Globalisierung, hybride Lebensverhältnisse und transkulturelle Biografien führen dazu, dass Menschen heute mit unterschiedlichen sexuellen Normen, Traditionen und Wertesystemen gleichzeitig konfrontiert sind. Sie bringen Prägungen aus religiösen, familiären, nationalen und digitalen Kulturen zusammen – oft ohne eindeutige Orientierung.

Diese kulturelle Pluralität eröffnet neue Sichtweisen auf Sexualität, führt aber auch zu Konflikten: zwischen kollektiven Bindungen und individueller Autonomie, zwischen Scham und Sichtbarkeit, zwischen Tabu und Selbstermächtigung. Therapeutische Angebote müssen sich in diesem Spannungsfeld neu positionieren: weg von einem universellen Normverständnis, hin zu einem kultursensiblen, dialogischen und dekonstruktiven Zugang.

Zukünftig wird es notwendig sein, sexualmedizinische und sexualtherapeutische Konzepte stärker an transkulturellen Erfahrungen auszurichten, interkulturelle Kommunikation zu professionalisieren und Forschung unter Berücksichtigung nicht-westlicher Perspektiven zu betreiben.

15.4 Prävention, Bildung und politische Verantwortung

Die Förderung sexueller Gesundheit und die Vermeidung sexueller Funktionsstörungen beginnt nicht erst im Therapieraum, sondern in der Gesellschaft. Frühzeitige, ganzheitliche und lebensphasenspezifische Sexualbildung, umfassende Aufklärung, sexualfreundliche Gesundheitsversorgung, inklusive Beratungsangebote und eine entstigmatisierende Medienkultur sind zentrale Bausteine einer gesundheitsfördernden Sexualpolitik.

Insbesondere vulnerable Gruppen – etwa Menschen mit Behinderung, queere Jugendliche, Menschen mit chronischer Erkrankung oder Menschen in Armut – benötigen gezielte Unterstützung, Partizipation und strukturelle Förderung. Eine Gesellschaft, die sexuelle Gesundheit ernst nimmt, muss in Prävention investieren: in Bildungseinrichtungen, im Gesundheitswesen, in sozialen Netzwerken und in politischen Institutionen.

Auch die berufliche Ausbildung von Ärztinnen, Therapeuten, Pflegenden und Pädagoginnen muss Sexualität als integralen Bestandteil menschlicher Gesundheit begreifen – nicht als Spezialthema, sondern als Querschnittskompetenz. Nur so kann langfristig eine Kultur der Anerkennung, des Respekts und der Vielfalt entstehen.

15.5 Ausblick: Eine pluralistische, reflexive Sexualmedizin

Die Zukunft der Sexualmedizin und Sexualtherapie liegt nicht in der Vereinheitlichung, sondern in der Pluralisierung. Sie liegt in der Bereitschaft, Sexualität nicht als statische Funktion, sondern als dynamisches Ausdrucksfeld menschlicher Existenz zu begreifen – voller Ambivalenzen, Brüche, Kontraste und Entwicklungsmöglichkeiten.

Eine reflexive Sexualmedizin erkennt, dass nicht alles, was nicht funktioniert, gestört ist – und dass nicht alles, was normgerecht erscheint, auch gesund ist. Sie stellt nicht nur Fragen nach Symptomen, sondern nach Kontext, Biografie, Bedeutung und Beziehung. Sie verzichtet auf vorschnelle Diagnosen, ermöglicht neue Sprachen, fördert Selbstwirksamkeit und respektiert das Unfertige.

Sexualität wird auch in Zukunft ein zentrales Thema menschlicher Erfahrung bleiben – zwischen Körper und Geist, zwischen Beziehung und Autonomie, zwischen Begehren und Verletzlichkeit. Die Aufgabe sexualtherapeutischer Praxis besteht darin, diesen Raum offen zu halten – gegen Pathologisierung, gegen Normierung, für Vielfalt, für Freiheit, für Würde.

15.6 Literaturverzeichnis Kapitel 15

Attwood, F., Hakim, J., & Gill, R. (Eds.). (2018). *Mediated Intimacy: Sex Advice in Media Culture*. Cambridge: Polity Press.

Bauman, Z. (2003). *Liquid Love: On the Frailty of Human Bonds*. Cambridge: Polity Press.

Brotto, L. A., & Smith, K. B. (2021). Sexual well-being in a digital age: Conceptualizing sexual health with technology. *Journal of Sex Research, 58*(3), 335–349. https://doi.org/10.1080/00224499.2020.1800089

Döring, N. (2014). Sexuelle Mediennutzung und Sexualität im digitalen Zeitalter. *Bundeszentrale für gesundheitliche Aufklärung (BZgA), Forschung und Praxis der Sexualaufklärung und Familienplanung, 41*(1), 28–37.

Foucault, M. (1978). *The History of Sexuality, Volume I: An Introduction* (R. Hurley, Trans.). New York: Pantheon Books.

Giami, A. (2015). Sexual health: The emergence, development, and diversity of a concept. *Annual Review of Sex Research, 52*(1), 256–271. https://doi.org/10.1080/00224499.2014.1003024

Giddens, A. (1992). *The Transformation of Intimacy: Sexuality, Love and Eroticism in Modern Societies*. Stanford: Stanford University Press.

Hasinoff, A. A. (2015). *Sexting Panic: Rethinking Criminalization, Privacy, and Consent*. Urbana: University of Illinois Press.

Kascak, O., & Pupala, B. (2020). The digitalization of intimacy: Changing dynamics in sex and relationships. *Sexuality & Culture, 24*(6), 2123–2138. https://doi.org/10.1007/s12119-020-09769-5

McKee, A., Albury, K., & Lumby, C. (2010). The porn report. *Sexuality & Culture, 14*(1), 1–6. https://doi.org/10.1007/s12119-009-9050-8

Rubin, G. (1984). Thinking sex: Notes for a radical theory of the politics of sexuality. In C. Vance (Ed.), *Pleasure and Danger: Exploring Female Sexuality* (pp. 267–319). Boston: Routledge.

Spector, H. (2017). Postmodern sexuality and the therapeutic turn: Ethics in a culture of consent. *Sexualities, 20*(1–2), 23–38. https://doi.org/10.1177/1363460716643214

Tiefer, L. (2014). Beyond the medical model of sexual problems: The new view campaign. In M. Mikulincer & P. R. Shaver (Eds.), *APA Handbook of Personality and Social Psychology: Volume 3. Interpersonal Relations* (pp. 431–453). Washington, DC: American Psychological Association.

UNESCO. (2018). *International Technical Guidance on Sexuality Education: An Evidence-Informed Approach* (Vol. 1 & 2).

Paris: UNESCO Publishing. Retrieved from https://www.unesco.org

Schlussbemerkung

Dieses Buch ist dem Versuch gewidmet, ein komplexes, oft tabuisiertes und zugleich tief existenzielles Thema in seiner ganzen Vielschichtigkeit darzustellen: sexuelle Funktionsstörungen. Dabei wurde nicht nur ein medizinisches Störungsbild analysiert, sondern ein kulturgeschichtlicher, sozialer, psychodynamischer und ethischer Erfahrungsraum erschlossen, der zeigt, wie eng verknüpft Sexualität mit Identität, Gesundheit, Sprache, Beziehung und Macht ist.

Die einzelnen Kapitel dieses Werkes führen in unterschiedlichste Dimensionen ein: von der biologischen Grundlagenforschung über psychotherapeutische Strategien, gesellschaftliche Normstrukturen, rechtliche Rahmenbedingungen bis hin zu neuen therapeutischen Entwicklungen im digitalen Zeitalter. Die zentrale Intention bestand dabei nicht in der Formulierung dogmatischer Lösungen, sondern in der Öffnung von Perspektiven – für Fachpersonen, für Betroffene, für Forschende und für gesellschaftlich Interessierte.

Sexuelle Funktionsstörungen sind kein Randphänomen. Sie berühren die Frage, wie wir uns selbst und andere wahrnehmen, wie wir Nähe gestalten, wie wir mit Verletzlichkeit umgehen, wie wir unsere Körper erleben und wie wir uns in einer sich wandelnden Gesellschaft orientieren. Sie werfen die grundlegende Frage auf, wie Sexualität im Spannungsfeld von Natürlichkeit und Konstruktion, Freiheit und Verantwortung, Lust und Angst begriffen und gelebt werden kann.

In diesem Sinne versteht sich dieses Buch nicht als abschließendes Kompendium, sondern als Einladung: zur differenzierten Reflexion, zur interdisziplinären Zusammenarbeit, zur therapeutischen Weiterentwicklung und zur gesellschaftlichen Debatte. Es plädiert für eine sexualitätsfreundliche Haltung, die weder verharmlost noch pathologisiert, die nicht normiert, sondern versteht, die nicht reduziert, sondern verbindet.

Möge dieses Werk dazu beitragen, dass Sexualität wieder als das erkannt wird, was sie in ihrem besten Sinne sein kann: ein lebendiger Ausdruck von Beziehung, ein Spiegel innerer Wirklichkeit, eine Quelle von Freude, ein Ort des Heilens – und ein Recht, das mit Würde, Freiheit und Wissen verteidigt werden will.